"十二五"普通高等教育本科国家级规划教材配套教材
卫生部"十二五"规划教材配套教材
全国高等医药教材建设研究会"十二五"规划教材配套教材
全国高等学校配套教材
供预防医学类专业用

卫生化学实验

主　编　康维钧

副主编　潘洪志　张丽萍

编　者　（以姓氏笔画为序）

代兴碧（重庆医科大学公共卫生与管理学院）

阮国洪（福建医科大学公共卫生学院）

李　静（吉林大学公共卫生学院）

李　磊（南京医科大学公共卫生学院）

吴拥军（郑州大学公共卫生学院）

杨冰仪（广东药学院公共卫生学院）

张丽萍（内蒙古科技大学包头医学院公共卫生学院）

周华芳（贵阳医学院公共卫生学院）

康维钧（河北医科大学公共卫生学院）

潘洪志（哈尔滨医科大学公共卫生学院）

人民卫生出版社

图书在版编目（CIP）数据

卫生化学实验/康维钧主编. —北京：人民卫生出
版社，2012.8

ISBN　978-7-117-16129-9

Ⅰ.①卫…　Ⅱ.①康…　Ⅲ.①卫生学－分析化
学－实验－医学院校－教材　Ⅳ.①R113-33

中国版本图书馆CIP数据核字（2012）第159564号

门户网：www.pmph.com　出版物查询、网上书店
卫人网：www.ipmph.com　护士、医师、药师、中医
师、卫生资格考试培训

卫生化学实验

主　　编：康维钧
出版发行：人民卫生出版社（中继线 010-59780011）
地　　址：北京市朝阳区潘家园南里19号
邮　　编：100021
E - mail：pmph @ pmph.com
购书热线：010-67605754　010-65264830
　　　　　010-59787586　010-59787592
印　　刷：尚艺印装有限公司
经　　销：新华书店
开　　本：787×1092　1/16　印张：7
字　　数：170千字
版　　次：2012年8月第1版　2015年2月第1版第3次印刷
标准书号：ISBN 978-7-117-16129-9/R·16130
定　　价：14.00元
打击盗版举报电话：010-59787491　E-mail：WQ @ pmph.com
（凡属印装质量问题请与本社销售中心联系退换）

　　《卫生化学实验》是《卫生化学》(第7版)立体化系列规划教材之一。卫生化学是一门实践性很强的学科,实验教学是该学科非常重要的组成部分,通过卫生化学实验课程的教学,可以使学生加深理解卫生化学的基本理论,熟练掌握卫生化学实验操作基本技能,为将来从事科学研究和卫生检验工作打下良好基础。根据2011年4月在银川召开的《卫生化学》(第7版)教材编委会精神,本教材紧密围绕卫生化学分析方法理论,结合卫生化学实验课程特点和需要,首先介绍了实验室基础操作、安全知识、实验室管理基本知识和计量认证与实验室认可等内容,以强化学生遵守实验室规则,规范基本操作技能,了解分析工作的质量保证体系和实验室管理的技术法规。实验内容主要选择了水、食品和生物材料等与健康相关的样品中的有害物质的分析测定。为了进一步培养学生独立解决实际问题的能力以及创新能力,本书在上一版《卫生化学实验》教材基础上新增了2个设计性实验,其内容以实际工作需要为例;以培养科研能力和创新能力为目标,引导学生综合运用卫生化学理论知识和卫生化学实验技术设计实验、实施实验,对培养高素质预防医学科研人才具有重要作用。

　　全书共分四章,包括35个实验和6个附录。其中验证性实验9个、综合性实验23个、设计性实验3个。基本涵盖了理论教材的全部内容,每种方法都有可供选择的实验内容,可根据实验室实际条件进行选择。编者都是从事多年卫生化学教学的教师,撰写内容汇集了编者们丰富的实际经验,具有较强的实用性和可操作性。

　　本书可以作为高等医学院校预防医学专业的实验教材,也可作为卫生检验专业、药学专业、医学检验专业和其他相关专业的实验教材,还可作为各级卫生相关部门实验室技术人员的参考书。

　　本书编写过程中得到了首都医科大学郭爱民教授、哈尔滨医科大学杜晓燕教授、参编院校领导和有关部门的大力支持和帮助以及人民卫生出版社给予的指导,在此一并致以衷心的感谢。书中难免出现遗漏、欠妥和错误之处,真诚欢迎广大读者给予斧正。

康维钧

2012年6月

前 言

目 录

第一章

卫生化学实验基本操作和基础知识

一、卫生化学实验目的和基本要求

卫生化学是一门实践性很强的学科,实验操作是其中重要的内容。卫生化学实验的目的是进一步实践卫生化学的理化分析方法和仪器操作技能,通过理论与实践相结合的方式,加深对卫生化学基本概念和基本理论的理解;掌握卫生化学检验中规范的基本操作技能,为完成环境、食品和生物材料等样品的卫生化学分析测定打下良好的基础。

在实验教学中,要培养学生实事求是的科学态度、严谨细致的工作作风和规范的基本操作技能,为此,要求学生做到以下几点:

1. 实验课前认真预习实验内容,明确实验目的与要求,理解实验原理,了解实验步骤及注意事项,做好各项准备工作,以保证实验达到预期效果。

2. 进入实验室后,要严格遵守实验室规则,保持实验室安静与整洁,爱护仪器设备,注意安全。

3. 实验过程中要严格按照操作规程规范操作,使用仪器要严格按照说明书进行。

4. 要认真观察实验现象,及时准确记录实验现象和测量数据。

5. 实验完毕后,按照规定程序关闭仪器,认真填写使用登记。将所用设备、器材清洗干净,放回指定位置。如有器材破损应如实填写破损记录。整理好实验台,请指导教师检查认可后方可离开实验室。

6. 实验结束后,根据实验记录的项目写好实验报告,按照规定时间提交教师批阅。

二、常用基本操作

(一)玻璃器皿的洗涤

玻璃器皿是卫生化学实验中最基本、最常用的器材。玻璃器皿的清洁与否直接影响实验结果的准确度与精密度,不洁净的器皿常会因残留的杂质而影响分析结果的准确性,因此玻璃器皿的洗涤是一项非常重要的基本操作。洗涤的目的是去除污垢,同时还必须注意不能引进任何干扰物质。洗涤后的玻璃器皿应清洁透明,达到内外壁能被水均匀地润湿且不挂水珠,晾干后不留水痕。

1. 常用洗涤方法

(1)用去污粉、合成洗涤剂或肥皂洗涤:有些玻璃器皿如烧杯、试剂瓶、锥形瓶、量筒、试管、离心管等可用毛刷蘸洗涤剂、去污粉或肥皂对器皿内、外壁直接刷洗,然后用自来水冲洗干净,再用蒸馏水涮洗内壁3次。冲洗时应将水顺壁震荡冲洗,然后倒净洗涤水后再进行下一次冲洗。蒸馏水冲洗时应按少量多次的原则,即每次少量用水,分多次冲洗。

具有精确刻度的器皿如移液管、容量瓶、吸量管、滴定管、刻度比色管等,为了保证容量的准确性,不宜用毛刷刷洗,可配制1%～3%的洗涤剂溶液浸泡,如仍洗不干净,可用下述其他方法洗涤。

(2)用铬酸洗液洗涤:洗涤时待洗器皿内壁尽可能干燥(以防洗液吸水降低洗涤效能),再倒入或吸入适量铬酸洗液,转动器皿使其内壁被洗液浸润一定时间,然后放出铬酸洗液于原盛放瓶中,用自来水将器皿冲洗干净,最后用蒸馏水淌洗内壁3次。如果器皿内污垢较严重,可用铬酸洗液浸泡数小时。

经铬酸洗液洗涤后的器皿,第一次应使用少量自来水冲洗,并将此液收集于废液瓶中。可依次用硫酸亚铁和废碱液进行处理,使三价铬转变为$Cr(OH)_3$沉淀。也可送废水处理公司集中处理。

铬酸洗液可反复使用,但若颜色变绿,则不可再用。如果用热的铬酸洗液洗涤,则去污能力更强。

铬酸洗液具有强酸性和强氧化性,对各种污渍均有较好的去污能力。但它对衣服、皮肤、橡皮等有腐蚀作用,使用时应特别小心。

(3)用酸洗液洗涤:根据污垢性质,如水垢和无机盐结垢,可直接使用不同浓度的盐酸、硝酸或硫酸溶液对器皿进行浸泡和洗涤,必要时适当加热,但加热的温度不宜太高,以免酸挥发或分解。灼烧过沉淀的瓷坩埚,用1+1的盐酸浸泡可有效去除残留物。酸洗适用于洗涤附在容器上的金属(如银、铜、铅等)盐类和一些荧光物质。

盐酸-乙醇(1:2)混合溶液也是一种很好的洗涤液,适用于被有色物质污染的比色皿、吸量管、容量瓶等器皿的洗涤。

(4)用碱洗液洗涤:碱洗液多为10%以上的氢氧化钠、氢氧化钾或碳酸钠溶液。碱洗液适于洗涤油脂和有机物等,可采用浸泡和浸煮的方法。高浓度碱对玻璃有腐蚀作用,接触时间不宜超过20分钟。氢氧化钠(钾)的乙醇溶液洗涤油脂的效力比有机溶剂高,但要注意不能与器皿长时间接触。

(5)用有机溶剂洗涤:适于洗涤聚合体、油脂和其他有机物。根据污物的性质,选择适当的有机溶剂。常用的有丙酮、乙醚、苯、二甲苯、乙醇、三氯甲烷、四氯化碳等。可浸泡或擦洗,效果较好。但有机溶剂昂贵,毒性较大。

无论用上述哪种方法洗涤器皿,最后都必须用自来水将洗涤液彻底冲洗干净,再用蒸馏水或去离子水淌洗3次。

2. 常用洗涤液的配制

(1)铬酸洗液:称20g重铬酸钾置于40ml水中加热使其溶解,放冷。缓缓加入360ml浓硫酸(不能将重铬酸钾溶液加入硫酸中),边加边用玻璃棒搅拌。因硫酸溶于水过程中大量放热,硫酸不可加得太快,以防发生意外。冷却至室温,装入磨口试剂瓶中备用。

贮存洗液应随时盖好器皿盖,因硫酸有强吸水性,以防吸收空气中水分而逐渐降低洗涤效能。新配制的洗液呈暗红色,氧化能力很强;经长期使用或吸收过多水分即变成墨绿色,表明已经失效,不宜再用。

(2)酸洗液:常用的纯酸洗液为1:1盐酸、1:1硫酸和1:1(或10%)硝酸溶液。根据所需用量,量取一定体积的水放入烧杯中,再取等体积酸或适量酸缓慢倒入水中即可。

(3)盐酸—乙醇溶液:将盐酸和乙醇按 1:2 的体积比混合即可。

(4)氢氧化钠—乙醇洗液:称取 120g 氢氧化钠溶解在 100ml 水中,再用 95% 的乙醇稀释至 1L。

3. 超声波清洗　超声波清洗器是一种新型的清洗工具,在实验室中的应用越来越广泛。其工作原理是:超声波清洗器发出的高频震荡信号,通过换能器转换成高频机械震荡,传播到介质清洗液中,使液体流动而产生微小气泡,这些气泡在超声波传播过程中会破裂产生能量极大的冲击波,相当于瞬间产生上千个大气压的高压,这种现象被称为"空化作用"。超声波清洗正是用液体中的气泡产生的冲击波,不断冲击物体表面及缝隙,从而达到全面清洗的效果。

超声波清洗器的最基本组成是:超声波发生器、换能器和清洗水槽。目前市场上供应的超声波清洗器种类较多,容量大小从 0.6~20L 不等,可带有定时和功率强弱选择等功能,使用方便。

当用超声波清洗器洗涤玻璃器皿时,应先用自来水初步清洗,然后浸没在超声波清洗液内清洗。玻璃器皿内应充盈洗涤液体,避免局部"干超",以免器皿破裂。

超声波洗涤玻璃器皿具有以下优点:①无孔不入:由于超声波作用是发生在整个液体内,所有能与液体接触的物体的表面都能被清洗,尤其适宜形状复杂、缝隙多的物件。②无损洗涤:传统的人工或化学清洗常会产生机械磨损或化学腐蚀,而用超声波正确清洗不会使器皿引起损伤。

4. 玻璃器皿的干燥　实验中经常使用的器皿,在每次实验完毕后必须洗净,干燥备用。根据器皿类型和使用要求不同,采用不同的干燥方法。包括晾干、吹干、烘干、用适量有机溶剂干燥等。

(1)晾干:适用于不急用或不易加热的玻璃器皿。将洗净的玻璃器皿倒置或平放在干净架或专用橱内,自然晾干。

(2)烘干:将洗净的玻璃器皿置于烘箱(105~120℃)内烘干 1 小时,烘干厚壁玻璃器皿、实心玻璃塞时应缓慢升温。

(3)气流烘干器干燥:气流烘干器有加热和吹干双重作用,干燥快速、无水渍、使用方便。试管、量筒等适合用气流烘干器干燥。气流烘干器分无调温和可调温两种类型,可调温型气流烘干器一般可在 40~120℃之间控温。

(4)吹干:适用于要求快速干燥的玻璃器皿。按需要用吹风机热风或冷风吹干。

(5)用有机溶剂干燥:适用于不易加热,需快速干燥的器皿。有些有机溶剂可以和水相溶,用有机溶剂将水带出,然后将有机溶剂挥干。最常用的是乙醇,向容器内加入少量乙醇,将容器倾斜转动,器壁上的水与乙醇混合,然后倾出乙醇和水(必要时,可再加入一次乙醇),将残余的乙醇挥干。若需要可向容器内吹风,加快有机溶剂挥发。

(二)容量器皿的使用

1. 移液管和吸量管　移液管是用于准确移取一定量体积溶液的量出式玻璃量器,正规名称应为"单标线吸量管"。它的中部有一膨大部分(称为球部),球部的上部和下部均为较细窄的管径,管颈上部刻有标线,球部标有它的容积和标定时的温度,如图 1-1(a)所示。常用的移液管有 5ml、10ml、25ml、50ml 等规格。

吸量管是带有分刻度线的玻璃管,如图 1-1(b)所示。可用以移取非整数的小体积溶液。

常用的吸量管有 1ml、2ml、5ml、10ml 等规格。

（1）移液管和吸量管的润洗：移取溶液前，移液管或吸量管必须用少量待移溶液润洗内壁 2～3 次，以保证溶液吸取后的浓度不变。润洗时，先用吸水纸将管尖内外的水除去（避免稀释待移溶液），用右手拇指和中指拿住管径标线以上的部位，无名指和小指辅助拿住管，管尖插入液面以下。左手拿吸耳球，先把球中空气压出，然后将球的尖端接在管口上，慢慢放松吸耳球，吸入溶液至管总体积约三分之一处（不能让溶液回流，以免稀释待移液。图 1-2）。从管口移走吸耳球，立即用示指按紧管口，将移液（吸量）管从溶液中移出，平放转动，使溶液充分润洗至标线以上内壁，润洗后的溶液从管尖放出，弃掉。重复润洗操作 2～3 次。

（2）移液管和吸量管移取溶液的操作：将润洗过的移液（吸量）管适度插入待移溶液中，按润洗时的操作方法吸入溶液至管径标线以上，迅速移去吸耳球，立即用右手示指紧按管口，左手改拿盛待移溶液的容器，然后将管取出液面。将容器倾斜约 45°，右手垂直地拿住移液（吸量）管，使管尖紧贴液面以上的容器内壁，用拇指和中指微微旋转移液管，示指轻微减压，直到液面缓缓下降到与标线相切时再次按紧管口，使溶液不再流出。然后移开待移液容器，左手改拿接收溶液的容器并倾斜约 45°，此时移液管应垂直，接收容器内壁与管尖紧贴，松开示指让溶液自然流下（图 1-2），待液面下降到管尖，再停 15 秒，靠壁转动一下管尖再取出移液管。如管上注有"吹"字样的移液管，则要将管尖的液体吹出，否则，不要把残留在管尖的液体吹出，因为在校准移液管体积时，没有把这部分液体计算在内。

移液管和吸量管使用完毕后，应及时冲洗干净，放回移液管架上。

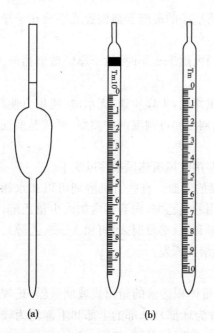

图 1-1　移液管和吸量管示意图
　　　(a)移液管　(b)吸量管

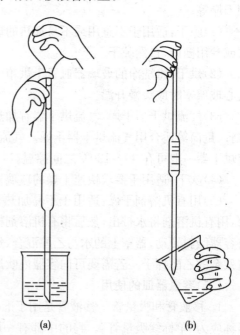

图 1-2　移液管吸取(a)和放出(b)溶液操作

2. 定量及可调移液器

(1)定量及可调移液器的构造和规格：移液器是量出式量器，分定量和可调两种类型。定量移液器是指一支移液器的容量是固定的，而可调移液器的容量在其标称容量范围内连续可调。移液器由连续可调的机械装置和可替换的吸头组成，不同型号的移液器吸头有所不同，实验室常用的移液器根据最大吸用量有 $2\mu l$、$10\mu l$、$20\mu l$、$100\mu l$、$200\mu l$、$500\mu l$、$1000\mu l$ 等规格(图 1-3)。

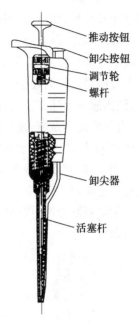

推动按钮
卸尖按钮
调节轮
螺杆

卸尖器

活塞杆

图 1-3 移液器示意图

(2)定量及可调移液器的使用：①根据实验精度选用正确量程的移液器，当取用体积与量程不一致时，可通过稀释液体，增加取用体积来减少误差；②可调移液器调整吸量体积时，切勿超过最大或最小量程；③吸量液体时，将吸头套在移液器的吸杆上(必要时可用手辅助套紧，但要防止由此可能带来的污染)，然后将吸量按钮按至第一挡(first stop)，将吸头垂直插入待取液体中，深度以刚浸没吸头尖端为宜，然后慢慢释放吸量按钮以吸取液体。释放所吸液体时，先将吸头垂直接触在受液容器壁上，慢慢按压吸量按钮至第一挡，停留 1～2 秒后，按至第二挡(second stop)以排出所有液体；④改变吸取溶液时应更换吸头，使用完毕应卸载吸头存放或弃去。

3. 微量进样器　微量进样器也叫微量注射器。一般有 $1\mu l$、$5\mu l$、$10\mu l$、$25\mu l$、$50\mu l$、$100\mu l$ 等规格，是进行微量分析，特别是色谱分析实验中必不可少的取样、进样工具。

微量进样器是精密量器，易碎、易损，使用时应细心，否则会影响其准确度。使用前要用溶剂洗净，以免干扰样品分析；使用后应立即清洗，以免样品中的高沸点组分沾污进样器。

使用微量进样器应注意以下几点：

(1)每次取样前先抽取少许试样再排出进样器。如此重复几次，以润洗进样器。

(2)为保证精确度，每次进样的体积都不应小于进样器总体积的 10%。

(3)为排除进样器内的空气，可将针头插入样品中反复抽排几次，抽时慢些，排时快些。

(4)取样时应多抽些试样于进样器内，并将针头朝上排除多余试样。

(5)取好样后，用无棉的纤维纸(如镜头纸)将针头外壁所沾附的样品擦掉。注意切勿使针头内的样品流失。

4. 容量瓶　容量瓶是一种细颈梨形的平底玻璃瓶，带有磨口瓶塞，瓶颈上刻有环形标线，表示在指定温度下(一般为 20℃)液体到达标线时的标称准确体积。容量瓶主要用来配制标准溶液或定量稀释溶液。容量瓶的规格有 10ml、25ml、50ml、100ml、250ml、500ml 等。使用容量瓶的基本操作包括：

(1)检查是否泄漏：向容量瓶中加水至标线附近，盖好瓶盖，擦干水滴，左手示指按住瓶塞，其余手指拿住瓶颈上部，右手拿住瓶底，如图 1-4 所示。将瓶倒立 2 分钟，观察瓶塞周围是否渗水，然后将瓶直立，把瓶塞转动 180°，再倒立 2 分钟，若仍不渗水即可使用。

　　(2)配制溶液:①用固体试剂配制溶液时,首先将准确称量的固体物质置于小烧杯中,加溶剂使其溶解,然后定量转移到预先洗净的容量瓶中。转移溶液的方法如图1-5所示。一手拿玻璃棒,并将它伸入容量瓶中;另一手拿烧杯,让烧杯嘴紧贴玻璃棒,慢慢倾斜烧杯,使溶液沿着玻璃棒及瓶颈内壁流入容量瓶中。溶液流完后,在瓶口上方将玻璃棒沿着烧杯嘴向上慢慢提起同时使烧杯直立,将玻璃棒放回烧杯内,用少量溶剂冲洗玻璃棒和烧杯3～4次,洗出液按上述方法全部转移入容量瓶中,然后加溶剂稀释。稀释至容量瓶容积的2/3时,直立旋摇容量瓶,使溶液初步混合(此时切勿加塞倒立容量瓶)。继续稀释至标线以下约1cm,等待1～2分钟,使附在瓶颈内壁的溶液流下后,改用滴管逐渐加溶剂至弯月面恰好与标线相切(热溶液应冷至室温后,才能稀释至标线)。盖上瓶塞,左手示指按住瓶塞,右手托住瓶底边缘,将瓶倒立,待气泡上升到顶部后,再倒转过来,如此反复多次,使溶液充分摇匀。②定量稀释溶液时,用移液管移取一定体积的浓溶液于容量瓶中,按上述方法加溶剂定容、摇匀即可。

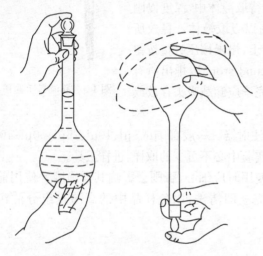
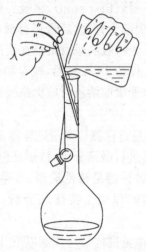

图1-4　容量瓶检漏和摇匀溶液操作　　　　图1-5　溶液定量转移至容量瓶操作

　　使用容量瓶时应注意以下几点:①容量瓶不宜用来长时间保存配制好的溶液,如果需要长久保存,应将制好的溶液转移到试剂瓶中;②容量瓶不能放在烘箱中烘烤或在电炉上直接加热,也不能直接转入热溶液;③长期不使用时,应将瓶塞磨口处擦干并在瓶塞和磨口处垫一小纸片,以防再用时瓶塞不易打开。

(潘洪志)

(三)称量

　　称量是卫生化学实验中必须具备的基本操作,称量常用的仪器是分析天平,属精密贵重的仪器,通常要求能准确称量至0.0001g,其最大载量一般为100～200g。

　　为了能得到准确的称量结果,称量通常在专用天平室中进行。实验室用于称量的分析天平有:阻尼天平、电光天平、单盘电光天平及电子天平,最常用的是电光天平和电子天平。使用前必须了解分析天平的使用规则和称量方法。

　　1. 分析天平的使用规则　　分析天平的使用应遵守"分析天平的使用规则",具体内容如下:①称量前检查天平是否水平,框罩内外是否清洁;②天平的前门仅在检修时使用,不得随意打开;③开关天平两边侧门时,动作要轻缓(不发出碰击声响);④称量物的温度必须与天平温度相同,有腐蚀性或者吸湿的物质必须放在密闭容器中称量;⑤不得超载称量;⑥读数时必须关好侧门;⑦如发现天平工作不正常,及时报告教师或实验室工作人员,不要自行处理;⑧称量完毕,天平复位后,应清洁框罩内外,盖上天平罩,并做使用记录,长时间不使用时,应切断天平电源。

2. 称量的一般程序

(1)电光天平的称量程序:①取下防尘罩,叠平后放在天平箱上面或右后方实验台面上。②检查天平是否正常:是否水平;称盘是否洁净;圈码指数盘是否在"000"位;圈码有无脱位;吊耳是否错位等。③调节天平的零点:关闭所有的天平门,接通电源,轻轻打开升降旋钮,当标尺稳定后,看屏幕中央的刻线与标尺上的"0"刻线是否重合。如果不重合,可拨动调屏拉杆,移动屏幕的位置,使屏中刻线恰好与标尺中的"0"线重合,即调定零点。如果屏幕移到尽头仍调不到零点,则需关闭天平,调节横梁上的平衡调节螺丝(这一操作由教师进行),再打开天平察看,直到调定零点,然后关闭天平,准备称量。④称量:从干燥器中取出欲称物体,先在架盘药物天平或精度较低的电子天平上粗称,然后放到天平左盘中心,关好天平门,根据粗称的数据在天平右盘上加砝码至克位。半开天平,观察标尺移动方向或指针的倾斜方向,调整圈码使天平达到平衡。调整圈码应遵循"由大到小、中间截取、依次试验"的原则。砝码未完全调定时不可完全开启天平,以免横梁过度倾斜,造成错位或吊耳脱落。⑤读数与记录:砝码调定后,关闭天平门,全开天平,待标尺停稳后即可读数,被称物的重量等于砝码总量加标尺读数(均以 g 计),将所读数据立即用钢笔或圆珠笔记录在原始数据记录本上,不能用铅笔书写,也不能记录在碎纸片或手上。⑥复原:称量、记录完毕,随即关闭天平,取出被称物,将砝码夹回盒内,圈码指数盘退回到"000"位,关闭两侧门,关闭电源,砝码放回盒内,罩好天平。

(2)电子天平的称量程序:电子天平是目前最常用的分析天平,其特点是操作者通过触摸按键可自动调零、自动校准、扣除皮重、数字显示等,同时其质量轻,体积小,操作十分简便,称量速度也很快。称量的基本程序为:①检查水平:如不水平,调整地脚螺旋高度,使水平仪内空气泡位于圆环中央,达到水平状态;②接通电源,预热 30 分钟;③按一下开/关键,显示屏很快显示"0.0000g";④校准:按校正键,天平将显示所需校正砝码质量(如 100g),放上 100g 标准砝码,直至显示 100.0g,校正完毕,取下标准砝码;⑤零点显示(0.0000g)稳定后即可进行称量;⑥称量:根据需要可以使用除皮键,即可消去不必记录的数值(如承载瓶的质量等)。根据实验要求,选用一定的称量方法进行称量;⑦关机:称量完毕,记下数据后将称重物取出,天平自动回零。如在短时间内使用,应将开/关键按至待机状态(不可切断电源),使天平保持保温状态,可延长天平的使用寿命。长时间不用时应拔下电源插头,盖好防尘罩。

3. 称量方法 称取试样常用的方法有直接称量法、递减称量法和增量法。

(1)直接称量法:对某些在空气中没有吸湿性、化学性质稳定的试样或试剂,可以采用直接称量法。用药匙或镊子取经干燥好的试样,放在已知质量的洁净而干燥的表面皿或硫酸纸上,一次称取一定质量的试样,然后将试样全部转移到接受容器中。

(2)递减称量法:称取的试样量是由两次称量之差求得的。取适量待称样品置一洁净干燥的容器(称固体粉状样品用称量瓶,称液体样品可用小滴瓶)中,在天平上准确称量后,转移出欲称量的样品置于实验器皿中,再次准确称量,两次称量读数之差,即所称取样品的质量。这种称量方法适用于一般的颗粒状、粉末状及液态样品。由于称量瓶和滴瓶都有磨口瓶塞,适合较易吸湿、氧化、挥发等需要快速称量的试样。操作方法如下:用1cm宽的纸条套住瓶身中部(图1-6),左手捏紧纸条尾部将称量瓶放到天平左盘的正中位置,准确称量并记录读数。取出称量瓶,在盛接样品的容器上方打开瓶盖并用瓶盖的下面轻敲瓶口的上沿或右上边沿(图1-7),使样品缓缓流入容器。估计倾出的样品接近需要量时,再边敲瓶口边将瓶身扶正,盖好瓶盖后方可离开容器的上方,再准确称量。如果一次倾出的样品量不到所需量,可再次倾倒样品,直到移出的样品质量满足要求为止。平行称取多份试样时,连续称量即可。

注意,在敲出样品的过程中,要保证样品没有损失,边敲边观察样品的转移量,切不可在还没盖上瓶盖时就将瓶身和瓶盖都离开容器上口,因为瓶口边缘处可能粘有样品,容易损失。如果称出的试样量大大超过需要量时,则弃之重称。

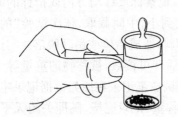

图1-6 移取称量瓶的操作示意图

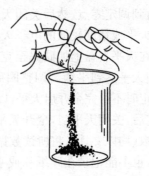

图1-7 将试样转移到接收器的操作示意图

(3)增量法:也称指定质量称量法。卫生化学实验中,当需要用直接法配制指定浓度的标准溶液时,常常用指定质量称样法来称取基准物质。此法只适用于称取不易吸湿、不与空气中各种组分发生作用和性质稳定的粉末状物质,不适用于块状物质的称量。①电光分析天平具体操作方法如下:首先调节好天平的零点,用金属镊子将清洁干燥的深凹型小表面皿放到左盘上,在右盘加入等重的砝码使其达到平衡,记录表面皿的质量。再向右盘增加约等于所称试样质量的砝码(一般准确至10mg即可),然后

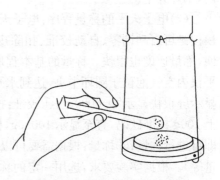

图1-8 直接加样操作示意图

用药匙向小表面皿内逐渐加入试样,半开天平进行试重。直到所加试样质量能在投影屏标度内平衡,便可以完全开启天平,极其小心地以左手持盛有试样的药匙,伸向表面皿中心部位上方约2cm处,用左手拇指、中指及掌心拿稳药匙,以示指轻弹(或摩擦)药匙柄,让药匙里的试样以非常缓慢的速度抖入表面皿(图1-8)。这时,眼睛既要注意药匙(试样决不能失落在秤盘上),同时也要注视着投影屏标度,待刻线正好移动到所需要的刻度时,立即停止抖入试样。注意此时右手不要离开升降枢。此步操作必须十分仔细,若不慎多加了试样,只能关闭升降枢,用药匙取出多余的试样,再重复上述操作直到合乎要求为止。

然后,取出表面皿,将试样直接转入接受容器。若试样为可溶性盐类,沾在表面皿上的少量试样粉末可用蒸馏水吹洗入接受容器。②电子天平的操作方法为:用金属镊子将清洁干燥的深凹型小表面皿放到托盘上,按去皮键,显示屏上显示 0.0000g,按上述方法用药匙向表面皿中慢慢添加试样,直至显示屏显示所需要称量的质量为止。取出表面皿,将试样直接转入接受容器。若试样为可溶性盐类,沾在表面皿上的少量试样粉末可用蒸馏水吹洗入接受容器。

三、实验数据的记录、处理和实验报告

在卫生化学实验过程中,正确地记录测量的各种物理量数据,科学地处理所得数据并正确报告出实验结果,在实验课的学习中应予以足够的重视。

(一)实验数据的记录

1. 实验数据的记录应有专门的、预先编有页码的实验记录本,记录实验数据时,本着实事求是和严谨的科学态度,对各种测量数据及有关现象,认真并及时准确地记录下来。切忌夹杂主观因素随意拼凑或伪造数据。绝不能将数据记在单片纸上、书上及手掌上等。

2. 实验开始之前,应首先记录实验名称、实验日期、实验室气候条件(包括温度、湿度和天气状况等)、仪器型号、测试条件及同组人员姓名等。

3. 实验过程中测量数据时,应根据所用仪器的精度正确记录有效数字的位数。如用万分之一分析天平称重时,要求记录到 0.0001g;滴定管及吸量管的读数,应记录至 0.01ml;用分光光度计测量溶液的吸光度时,一般应记录至 0.001 的读数。

4. 实验过程中的每一个数据,都是测量结果,重复测量时,即使数据完全相同,也应认真记录下来。

5. 记录过程中,对文字记录,应整齐清洁;对数据记录,应采用一定的表格形式,如发现数据算错、测错或读错而需要改动时,可将该数据用双斜线划去,在其上方书写正确的数字,并由更改人在数据旁签字。

6. 实验完毕后,将完整的实验数据记录交给实验指导教师检查并签字。

(二)实验数据的处理和结果表达

实验数据的处理是将测量的数据经科学的数学运算,推断出某量值的真值或导出某些具有规律性结论的整个过程。通常包括:实验数据的表达、数据的统计学计算和结果的表达。

1. 实验数据的表达 可用列表法、图示法和数学公式表达法显示实验数据间的相互关系、变化趋势等相关信息,清楚地反映出各变量之间的定量关系,以便进一步分析实验现象,得出规律性结论。

(1)列表法:列表法是将有关数据及计算按一定的形式列成表格,具有简单明了、便于比较等优点。

(2)图示法:是将实验数据各变量之间的变化规律绘制成图,简明、直观地表达出实验数据间的变化规律,容易看出数据中的极值点、转折点、周期性、变化率以及其他特性,便于分析研究。

(3)数学公式表达法:在实验研究中,除了用表格和图形描述变量间的关系外,还常常把

实验数据整理成数学表达式,以表达自变量和因变量之间的关系。在卫生化学实验中,应用最多的是一级线性方程,表达物质的量与测量信号之间的定量关系。

2. 数据的统计学计算 在卫生化学实验中主要涉及的计算有可疑值的取舍、平均值、标准偏差和相对标准偏差等,有关计算参阅《卫生化学》(第7版)教材第三章。

3. 结果的表达 根据测量仪器的精度和计算过程的误差传递规律,正确地表达分析的结果,必要时还要表达其置信区间。

(三)实验报告的书写

实验完毕,应用专门的实验报告本,根据预习和实验中的现象及数据记录等,及时而认真地写出实验报告。卫生化学实验报告一般包括以下内容:

1. 实验(编号)及实验名称

2. 实验目的

3. 实验原理 简要地用文字和化学反应式说明,对特殊仪器的实验装置,应画出实验装置图。

4. 主要试剂和仪器 列出实验中所要使用的主要试剂和仪器。

5. 实验步骤 应简明扼要地写出实验步骤流程。

6. 实验数据及其处理 应用文字、表格、图形将数据表示出来。根据实验要求及计算公式计算出分析结果并进行有关数据和误差处理。

7. 问题讨论 包括解答实验教材上的思考题和对实验中的现象、产生的误差等尽可能地结合卫生化学中有关理论进行讨论和分析,以提高自己分析问题、解决问题的能力,为以后的科学研究及论文的撰写打下一定的基础。

(康维钧)

四、实验室管理基本知识

管理是一种人类组织活动的基本手段,是运用计划、组织、协调、指导、控制等基本职能与措施,有效地利用人、财、物、时间、方法、信息等基本要素,以实现既定目标的过程。实验室管理是现代管理学中的一个分支,是在社会发展、技术进步、实验室的发展过程中发展起来的一门新兴学科。实验室管理的对象是与实验室有关的人、事、物、信息、经费等。实验室管理的内容涉及实验室管理工作的全部活动。

(一)实验室管理基本内容与方法

1. 实验室管理基本内容 实验室是进行实验教学、培养创新型人才的基本场所,是进行科学研究和科学技术创新的重要基地。在培养学生的创新精神和实验能力等方面具有很重要的作用。科学合理的管理是保障实验室正常运转的重要手段。

实验室管理的对象是与实验室有关的人、事、物、信息、经费等。实验室管理的内容涉及实验室管理工作的全部活动。主要包括:①实验教学及科研实验管理:包括所承担的实验教学和科研实验任务的组织、安排、准备、实验、教学和指导等。②实验技术管理:主要是对实验方法、步骤,实验操作程序,常规实验操作程序,专用仪器设备操作程序,实验室技术资料和档案,教学实验管理,科研实验管理等。③实验设备、材料、设施管理:主要是对实验室的仪器设备、实验原材料的采购、验收记账、领用登记以及在用仪器设备、实验材料的账、物,实验室房屋、设施、照明、能源及水、电等方面的管理。④实验经费管理:主要是对实验室的经费管理、开放效益管理、投入与产出(社会效益与经济效益)的管理、引进技术装备的评估论证、实验室资产的管理等。⑤实验室基本信息管理:主要包括实验室有关技术资料、实验数据、实验室报表、仪器使用与维修记录、实验项目档案、实验成果、实验人员情况、对外开放情况等的管理。

2. 实验室管理的方法　实验室管理的方法主要包括:①规章制度管理:主要是按照有关法律法规,制定相关规章制度,用制度来规范实验室的各种活动。例如,国家颁发的高校实验操作规程,仪器设备管理办法,大型精密仪器管理办法,低值品、易耗品管理办法,化学试剂管理办法,实验室基本信息收集报告制度等。②计划管理:主要应用科学预测的方法,对实验室的人员、任务、时间、经费进行计划管理;同时包括对建设计划的评估、检查;对实验室发展规划与建设计划执行情况的反馈,及时调整或补充新的计划。③技术管理:主要包括实验室有关常规实验操作程序、专用仪器设备操作程序,实验技术档案资料,实验室有关报表、引进技术装备的评估论证、仪器使用与维修记录、实验室特殊容器、实验废弃物、实验项目档案,科研课题与实验成果,情况等方面的管理。④常规管理:主要是对实验室的日常事物,实验室人员,实验室设备、设施的账目、实物的管理,实验室对外开放,实验室安全,实验室的水、电、湿控、温控、通风、清洁卫生等方面的管理。⑤经济管理:主要是对实验室的运行和开放的经费管理。即核定实验消耗定额,实行有偿使用,保证日常运行经费、开放经费、支持经费管理,以及实验室建设投入与产出的效益管理,实验室资产管理等。⑥计算机信息管理:运用先进的计算机程序和软件对实验室基本信息实行管理。主要包括实验室发展规划与计划、实验室人员、仪器设备、常规实验操作程序、专用仪器设备操作程序、实验技术档案资料以及实验室有关报表、科研课题与实验成果等方面的管理。

(二)实验室仪器设备和物资管理

1. 实验室仪器设备管理　仪器设备是实验能力的重要组成部分,是从事教学实验和科学实验的物质基础,是培养学生实验技能、开发学生智力和开展科学实验的重要手段,科学仪器和技术设备水平是科学技术发展的重要标志之一。现代化仪器设备管理是以寻求仪器设备整个寿命周期费用最经济、投资效益最高为目的的经济活动。保证仪器设备的正常运行是实验室管理的重要内容。仪器设备管理的主要任务是要提高仪器设备的使用率,加强仪器设备在安装投入使用后的管理;合理地利用仪器设备的能力,充分发挥其应有功能,使仪器设备提供最大限度的可用机时;要提高设备的完好率,科学地维护和保养设备,待修仪器设备按期修复使用;要有计划地进行仪器日常维修和改造,积极探索仪器设备的新技术,有目的地进行技术改造和新型仪器设备的开发,提高仪器设备的性能水平等。仪器设备的运行管理就是最大限度地发挥其使用效益。每一台仪器都有一定的自然寿命,如何缩小该仪器的使用寿命与自然寿命的差距,尽量延长使用寿命,这是管理者和相关部门在仪器的运行管理中要追求的目标。

仪器设备的主要管理模式是:①按规定建立持证上岗制度,仪器使用者要通过培训考核,掌握仪器设备的性能与操作程序,获合格证书后方能上机。②建立仪器档案,要建立仪器的终身档案。档案的内容包括:购买该仪器的论证报告、合同或协议书、随机带来的图纸、说明书、技术规程、维修手册、合格证、装箱单、验收报告、商检与索赔等报告。要建立仪器的运行档案,主要包括使用说明书的副本或中文译本,仪器的运行记录、维修记录,日常的使用记录、人员上机培训情况等。重大检修记录主要包括重大故障记录,故障情况、故障原因分析、责任人、修复措施、使用经费、修复后指标的恢复情况等记录。③必须严格执行仪器设备使用登记制度,登记时应记录仪器运行状况、开机时间。凡不登记者,一经发现,停止使用资格。大型仪器设备实行专人管理专人操作,使用者采取先预约登记,然后使用的原则。④做好维护和维修工作,确保设备运转完好。

2. 实验室物资管理

(1)实验室用水:水是实验室内最常用的也是最重要的一种试剂,不同实验对水的要求不同。国家标准 GB/T 6682—2008 规定分析实验室用水规格和试验方法规定分析实验室用水的原水应为饮用水或适当纯度的水,实验室用水分为三个级别,分析实验室用水的级别和规格见表 1-1。

表 1-1 分析实验室用水的级别和规格

名称	一级	二级	三级
pH 范围	—	—	5.0—7.5
电导率(25℃)（mS/m）	≤0.01	≤0.10	≤0.50
可氧化物质含量(以 O 计)（mg/L）	—	≤0.08	≤0.04
吸光度(254nm,1cm 光程)	≤0.001	≤0.01	—
蒸发残渣(105℃±2℃)含量（mg/L）	—	≤0.1	≤0.2
可溶性硅(以 SiO_2 计)含量（mg/L）	≤0.01	≤0.02	—

一级水用于有严格要求的分析试验,包括对颗粒有要求的试验。如高效液相色谱分析用水。一级水用二级水经过石英设备蒸馏或离子交换混合床处理后,再经 0.2 μm 微孔滤膜过滤来制取。二级水用于无机痕量分析等试验,如原子吸收光谱分析用水。二级水用多次蒸馏或离子交换等方法制取。三级水用于一般化学分析试验。三级水用蒸馏或离子交换等方法制取。

各级用水在贮存期间,其沾污的主要来源是容器可溶成分的溶解、空气中二氧化碳和其他杂质。因此,一级水不可贮存,使用前制备。二级水、三级水可适量制备,分别贮存在预先经同级水清洗过的相应的容器中。

(2)化学试剂:化学试剂是具有一定纯度标准的各种单质和化合物,是一类质量规格要求较高、品种多样、用量较小、用途广泛的精细化学品。化学试剂是进行科学研究、分析测试必备的物质条件之一。

1)化学试剂规格和使用原则:常用化学试剂根据纯度一般可分为四个级别(表 1-2)。此外还有生物试剂、基准试剂和专用试剂(如电子纯、光谱纯、色谱纯)等。在分析工作中,所选用试剂纯度应与分析方法和检测对象要求相适应。在满足实验要求的前提下,本着节约原则,试剂级别就低不就高。常量分析宜选用分析纯试剂,痕量分析则要选用优级纯或专用试剂。

表 1-2　常用试剂规格与适用范围

级别	名称	代号	标签颜色	适用范围
一级	优级纯	GR	绿色	精密分析实验
二级	分析纯	AR	红色	一般分析实验
三级	化学纯	CP	蓝色	一般化学实验
四级	实验试剂	LR	棕色或其他颜色	辅助试剂（现已很少见）

2）化学试剂的管理及安全储存：分析检验中使用的化学试剂种类繁多，要保证实验室工作环境安全和保护实验室工作人员的健康，必须重视化学试剂的保管，保管员应熟知常用试剂的理化性质，严格按其性质和贮存要求存放管理。一般的化学试剂应保存在通风良好、干净、干燥处，防止水分、灰尘和其他物质污染。对于易发生爆炸、燃烧或具有毒害、腐蚀和放射性等危险性的物质，以及受到外界因素影响能引起灾害事故的化学药品，都属于化学危险品，要按照国家公安部门的规定要求保存。剧毒药品在使用时需办理审批手续。保管危险品要按其化学性质分类存放。绝不允许易燃品、易爆品，还原剂与氧化剂等混放在一起，以免发生事故。储藏室内外必须配备灭火器材。

根据试剂性质采取相应的保管方法：①普通的化学药品的存放以安全方便为原则。化学药品可分为固体和液体两大类每一类又可按无机试剂、有机试剂、氧化剂、还原剂、指示剂、盐类、酸类、碱类等分类，按分类存放在试剂柜中。②易潮解吸湿、易失水风化、易挥发、易吸收二氧化碳，易氧化、易吸水变质的试剂，需密塞或蜡封保存。③见光易变色、分解、氧化的试剂应避光保存。④爆炸品、剧毒品、易燃品、腐蚀品等应单独、低温干燥保存。⑤化学性质与防护、灭火方法相互抵触的化学危险物品，不得在同一柜或同一储存室内存放。

3）化学试剂的安全使用：使用化学试剂时要了解试剂性质，使用前应辨明试剂名称、浓度、纯度级别、生产厂家、牌号、批号，是否过使用期限。要观察试剂形状、颜色、透明度、有无沉淀等异常情况。变质试剂、无标签或标签字迹不清、过期试剂不得使用。要注意保护标签，避免试剂污染标签。万一标签脱落，应照原样贴牢；分装或配制试剂后，应立即贴上标签；没有标签的试剂，在未查明前不可使用，必须经鉴定确证后方可使用。取用试剂时应注意：①试剂瓶塞不能随意放置，取用后应立即盖好，以防试剂被其他物质沾污或发生变质；②取用试剂应使用清洁干燥的药匙和量器；③取用有腐蚀性试剂后的药匙，应立即洗净，以免腐蚀药匙；④不要将吸管伸入原瓶试剂中吸取液体，取出的试剂不可倒回原瓶；⑤取用易挥发、有毒、有味的试剂时，瓶口不能对着脸部，应在通风橱中进行，取用后应立刻密封。

配制试剂一般在实验操作区内保存，试剂应密闭保存，瓶口或瓶盖毁坏应及时更换。经常使用的试剂要放在试剂架上或试剂柜中摆放整齐。需要避光保存的试剂如碘化钾溶液、碘试剂等，要用棕色试剂瓶或用黑纸包好，放在避光的柜橱中保存。化学试剂应单独贮于专用的药品贮存柜内。贮存柜应阴凉避光，防止由于光照及室温偏高造成试剂变质、失效。剧毒试剂必须是现用现配，用多少配多少。

实验所用的试剂、溶液以及样品的包装瓶上必须贴有标签，标签要完整、清晰。试剂瓶上的标签要写明试剂的名称、浓度、配制日期、配制人等。对过期失效的废旧试剂处理时不可以直接倒入下水道,应用专用的废液缸收集。

五、化学实验室意外事故与处理

化学实验室意外事故主要是由违反操作规定和操作失误造成的。常见的意外事故主要有化学中毒、化学烧伤和火灾。

(一)化学中毒急救处理

对于毒物进入眼中时,应用冲眼器冲洗15分钟。对于误饮误食经口腔引起中毒情况,应先根据毒物性质采取服用催吐剂或中和剂进行急救处理。对于有毒气体中毒现场急救措施为:①救护者进入毒区抢救时,应佩戴防毒面具或氧气呼吸器,穿好防护服;②切断毒物源,防止毒物继续外逸;③采取有效措施防止毒物继续入侵体内,并立即将中毒者转移到室外呼吸新鲜空气,解开衣领和纽扣,让其头部侧偏以保持呼吸畅通;④急救时,如遇呼吸失调或休克者,应立即进行人工呼吸。根据现场急救情况,可拨打120急救电话或立即送往医院进行治疗。

(二)化学灼伤的应急处理

若遇到化学灼伤时,应根据化学试剂的性质及灼伤程度采取以下相应措施:

1. 酸灼伤 强酸溅在皮肤上,先用大量水冲洗,然后用5%的饱和碳酸氢钠或10%的氨水清洗伤口。氢氟酸灼伤立即用水(及上述方法)冲洗伤口至苍白色并涂以甘油与氧化镁糊(2∶1)或用冷的饱和硫酸镁溶液清洗后包扎好,要严防氢氟酸侵入皮下和骨骼中。

2. 碱灼伤 强碱溅在皮肤上,用大量水冲洗,然后用2%的硼酸或2%的醋酸冲洗,严重者去医院治疗。

3. 氰化物灼伤 先用高锰酸钾溶液冲洗伤处,然后用硫酸铵溶液漂洗。

4. 铬酸灼伤 用水冲洗,然后用硫化铵溶液漂洗、包扎。

5. 酚灼伤 用水冲洗后,再用4体积72%乙醇与1体积三氯化铁混合溶液冲洗、包扎。

如果眼睛被灼伤,可用洗瓶流水冲洗(不要让水流直射眼球,也不要揉眼)。水洗后,如为碱灼伤,再用20%硼酸淋洗;如为酸灼伤,则用3%NaHCO₃淋洗。

(三)火灾预防与灭火常识

化学实验室中不仅经常使用易燃、易爆、自燃以及强氧化剂等类药品,而且还要经常进行加热、灼烧、蒸馏等实验操作,存在着火的可能。因此要了解和掌握有关防火、灭火的知识和技术。

1. 火灾预防

(1)对易燃、易爆、自燃、强氧化剂等类药品,一定要妥善保存。

(2)进行加热、灼烧、蒸馏等试验时,要严格遵守操作规程。

(3)使用易挥发可燃试剂(如乙醚、丙酮、乙醇等)时,要尽量防止其挥发,要保持室内通风良好。绝不能在明火附近倾倒、转移这类易燃溶剂。

(4)易燃气体(如甲烷、氢气等)钢瓶,绝不要直接放在室内使用,要放在钢瓶柜内。

(5)要定期检查电器设备、电源线路是否正常。要遵守安全用电规程,防止因电火花、短路、超负荷引起线路起火。

（6）室内必须配置灭火器材。灭火器材固定放置在便于取用的地点，并要定期检查其性能。

2. 灭火

（1）一旦发现起火，一定要保持沉着、冷静，千万不要惊慌。应立即切断电源和燃气源，扑灭火源，移走可燃物。针对着火源的性质，采取相应的灭火措施。

（2）如为普通可燃物，如纸张、书籍、木器械等着火，可用沙子、湿布、石棉布等盖灭。

衣服着火时，应立即离开实验室（绝不要慌张和乱跑），可用厚衣物、湿布包裹压灭，或躺倒滚灭，或用水浇灭。

若在敞口容器中燃烧，如油类着火，可用石棉布盖灭，但绝不能用水！

（3）若火势较大，除及时报警外，可用灭火器扑救。常用灭火器的类型及使用范围如表1-3 所列。

表 1-3 常用灭火器

灭火器类型	主要成分	适用范围
泡沫灭火器	$Al_2(SO_4)_3$ 和 $NaHCO_3$	一般物质着火，有机溶剂、油类着火
二氧化碳灭火器	CO_2	电器、贵重仪器、设备、资料着火，小范围的油类、忌水化学药品着火
四氯化碳灭火器	CCl_4	电器着火
干粉灭火器	$NaHCO_3$、润滑剂、防潮剂	油类、有机物、遇水燃烧的物质着火
1211 灭火器	CF_2ClBr	精密仪器、电器着火

（4）水虽是常用的灭火材料，但在化学实验室起火时，若要用水，应十分慎重。因为有的化学药品比水轻，会浮于水上，随水流动，反而可能扩大火势；有的药品能与水反应（如金属钠），引起燃烧，甚至爆炸，导致灾上加灾。所以，除非确知用水无害时，尽量不要用水。

（5）电器起火，不可用水冲，应当用四氯化碳灭火器灭火。

六、计量认证与实验室认可

检测实验室要为社会提供可靠、准确的检测数据必须是通过严格的资质和质量管理考核，实验室通过计量认证或实验室认可，取得认证认可证书后方可提供认证范围内合格的具有法律效应的公证数据。

（一）计量认证

根据 JJF 1001—1998《通用计量术语及定义》，计量是为实现单位统一及量值准确可靠的活动。认证（certification）是第三方依据程序对产品、工艺或服务符合规定的要求，给予书面保证（合格证书）。"认证"一词的英文原意是一种出具证明文件的行动。ISO/IEC 指南中对"认证"的定义是"由可以充分信任的第三方证实某一经鉴定的产品或服务符合特定标准或规范性文件的活动。"

1985年《中华人民共和国计量法》颁布时规定了对检验机构的考核要求。1987年发布的《中华人民共和国计量法实施细则》中将对检验机构的考核称之为计量认证。《中华人民共和国计量法实施细则》明确规定：为社会提供公正数据的产品质量检验机构，必须经省级以上人民政府计量行政部门对其计量认证，未取得计量认证合格证书的，不得开展产品质量检验工作。由此可见，计量认证是通过计量立法，对凡向社会提供公正数据的产品质量检验机构进行的一种强制考核手段。

计量认证是指省级以上人民政府计量行政部门根据《中华人民共和国计量法》的规定，对产品质量检验机构（包括自愿申请的，为社会出具公正数据的各类实验室）的计量检定、测试能力和可靠性、公正性进行的考核。这种考核统一依据《计量认证/审查认可（验收）评审准则》（简称《评审准则》）、遵循规范的程序并通过注册评审员和技术专家所进行的第三方评审。经计量认证合格的产品质量检验机构所出具的数据，可作为贸易出证、产品质量评价、成果鉴定的公正数据，具有法律效力。

产品质量检验机构申请计量认证的目的：一方面是要建立实验室出具公正数据的技术权威和合法地位，真正做到把公正、准确、可靠的计量检测数据作为产品质量评价、科学成果鉴定等工作的基础和依据；另一方面，通过计量认证可以帮助实验室进一步完善质量管理体系、持续质量改进，创造条件以提高工作质量和效益。计量认证对评价质量检验机构能力、规范质检机构检验行为、加强质检机构管理水平和技术水平等方面起到了重要的促进作用。

1. 计量认证的法律依据及法律效力　我国的计量认证工作是依据《中华人民共和国计量法》第22条的规定对为社会提供公正数据的产品质量检验机构要实施计量监督，即要通过严格的技术考核，确认其是否真正具备同检验工作相适应的计量检定、测试能力和可靠性。《中华人民共和国计量法实施细则》对计量认证作了明确规定，第32条规定为社会提供公正数据的产品质量检验机构，必须经省级以上人民政府计量行政部门对其计量检定、测试能力和可靠性考核合格。考核合格后，由接受申请的省级以上人民政府计量行政部门发给计量认证合格证书。未取得计量认证合格证书的产品质量检验机构，不得开展产品质量检验工作。从计量认证的法律依据中可以看出：①计量认证制度是我国现行认证工作中通过人大立法的认证制度，在计量法律、法规体系中占有相当重要的地位；②计量认证工作是强制性的，未取得计量认证合格证书的，不得开展产品质量检验工作；③计量认证定位在由省级以上政府计量行政部门考核合格，表明政府对这项工作行使的权限是严格控制的。

因此，对任一实验室的计量认证都是依法认证。从国家的管理职能来说，计量认证是一执法过程，是对有关实验室进行的法制监督。

《产品质量检验机构认证管理办法》明确规定经计量认证合格的产品质量检验机构所提供的数据，用于贸易出证、产品质量评价、成果鉴定作为公正数据，具有法律效力。经计量认证合格，并取得证书的测试实验室，由有关人民政府技术监督部门向社会公布其机构名称和检验范围；允许按证书限定的检验项目向社会提供公正数据，并允许在其分析测试报告上使用计量认证标志。计量认证标志CMA（China metrology accreditation，CMA）取得计量认证合格证书的检测机构，可按证书上所批准列明的项目，在检测（检测、测试）证书及报告上使用本标志。

计量认证合格的检测机构出具的数据和结果主要用于政府机构要依据有关检测结果来制定和实施各种方针、政策；科研部门利用检测数据来发现新现象、开发新技术、新产品；生产者利用检测数据来决定其生产活动；消费者利用检测结果来保护自己的利益。

2. 计量认证的对象　根据我国的法律规定，认证的对象是，"为社会提供公证数据的产品质量检验机构"。《计量法条文解释》对这一句的解释是，"是指面向社会从事产品质量评价工作的技术机构。"根据这一解释可将认证对象理解为必须具备下列四个条件的实验室：①必须是一个技术机构，即检验机构，如我们通称的测试实验室而不是其他机构；②是从事产品质量评价工作的检验机构，而不是其他类型的试验研究实验室；③该检验机构是面向社会的，为社会的产品进行质量评价工作的；④是以提供公证数据为社会的产品进行质量评价工作的。即该检验机构作为第三方，为他人提供的数据是为诸如贸易出证、产品质量评价、成果鉴定、某种仲裁或裁决使用的可能引起法律后果的公证性数据。同时具备这四个条件的检验机构才是"必须"对其进行计量认证的检验机构。不具备上述四个要素的检验机构，则为自愿认证机构。

3. 计量认证的内容　《中华人民共和国计量法实施细则》第三十三条规定了产品质量检验机构计量认证的内容是：①计量检定、测试设备的性能；②计量核定、测试设备的工作环境和人员的操作技能；③保证量值统一、准确可靠的措施及检测数据公正可靠的管理制度。

《产品质量检验机构计量认证管理办法》的第二章对计量认证的内容规定了如下四条：①计量检定、测试设备的配备及其准确度、量程等技术指标必须与检验项目相适应，其性能必须稳定可靠，并经检定或校准合格；②计量检定、调试设备的工作环境包括温度、湿度、防尘、防震、防腐蚀、抗干扰等条件均应适应其工作的需要并满足产品质量检验的要求；③使用计量检定、测试设备的人员，应具备必要的专业知识和实际经验其操作技能必须考核合格；④产品质量检验机构应具有保证量值统一、准确的措施和检测数据公正可靠的管理制度。《中华人民共和国计量法实施细则》第三十四条产品质量检验机构提出计量认证申请后，省级以上人民政府计量行政部门应指定所属的计量检定机构或者被授权机构进行计量认证。

4. 计量认证的特点

(1)对产品质量检验机构的计量认证是省级以上人民政府的技术监督部门以国家的法律为依据，以全国统一的技术考核规范为标准所进行的技术考核，不同于其他行政主管部门对其主管业务范围内的考核；计量认证是法制监督，不是行政监督。

(2)《产品质量检验机构计量认证管理办法》总则中规定："经计量认证合格的产品质量检验机构所提供的数据，用于贸易出证、产品质量评价、成果鉴定的公证数据，具有法律效力。"

(3)计量认证是第三方认证，具有第三方的公正性。计量认证评审组是受各级人民政府技术监督部门的委派对申请认证实验室依法进行技术考核。技术监督部门或其委托的评审组既不是被认证单位的主管部门或其主管部门派出的工作组，也不是被认证单位的用户。因此，是第三方的具有公证性的验证。

5. 计量认证的标志和法定权力

(1)计量认证标志 CMA：CMA 是中国计量认证的标志，取得计量认证合格证书的检测机构,可按证书上所批准列明的项目,在检测(检测、测试)证书及报告上使用本标志。

(2)计量认证的法定效力:经计量认证合格,并取得证书的测试实验室,由有关人民政府技术监督部门向社会公布其机构名称和检验范围;允许按证书限定的检验项目向社会提供公证数据,并允许在其分析测试报告上使用计量认证标志。这些都是向全社会乃至国际证明该实验室具有为社会提供公证数据的资格,而且具有法律效力。

6. 计量认证合格检测机构检测数据和结果用途

计量认证合格的检测机构出具的数据和结果主要用于以下方面:政府机构要依据有关检测结果来制定和实施各种方针、政策;科研部门利用检测数据来发现新现象、开发新技术、新产品;生产者利用检测数据来决定其生产活动;消费者利用检测结果来保护自己的利益;流通领域利用检测数据决定其购销活动。

(二)实验室认可

认可(accreditation)是权威机构对某一机构或人员有能力完成特定任务作出正式承认的程序。国家实验室认可是指由政府授权或法律规定的一个权威机构(中国国家合格评定委员会 CNAS),对检测/校准实验室和检查机构有能力完成特定任务作出正式承认的程序,是对检测/校准实验室进行类似于应用在生产和服务的 ISO 9001 认证的一种评审,但要求更为严格,属于自愿性认证体系。获得认可资格证明机构的质量体系运行有效和技术能力满足要求,而且出具的测试结果可靠。

我国从 1990 年开始采用三种认可方式,实验室认可(依据国际最新认可标准)、计量认证(依据 50 条)和质检机构审查认可(依据 39 条)开始由国家技术监督局质量监督司、计量司、标准化司主管,2001 年 12 月又发布了新的评审准则 JJG 1021—1990 代替了原 50 条和 39 条;1997 年中国实验室国家实验室认可委员会(英文缩写:CNAL)经中国国家认证认可监督管理委员会批准设立并授权,统一负责实验室和检查机构认可及相关工作。2006 年 3 月成立的中国合格评定国家认可委员会(英文缩写为:CNAS)是根据《中华人民共和国认证认可条例》的规定,由国家认证认可监督管理委员会批准设立并授权的国家认可机构,统一负责对认证机构、实验室和检查机构等相关机构的认可工作,是在原中国认证机构国家认可委员会(CNAB)和原中国实验室国家认可委员会(CNAL)整合而成的。

1. 实验室申请认可的条件 根据国家有关法律法规和国际规范,认可是自愿的,CNAS 仅对申请人申请的认可范围,依据有关认可准则等要求,实施评审并作出认可决定。申请人必须满足下列条件方可获得认可:申请认可的实验室应具有明确的法律地位,具备承担法律责任的能力;符合 CNAS 颁布的认可准则;遵守 CNAS 认可规范文件的有关规定,履行相关义务;符合有关法律法规的规定。申请认可的实验室应当建立好质量体系并有效运行 6 个月以上,且完成了内审和管理评审,申请人的质量管理体系和技术活动运作处于稳定运行状态,聘用的工作人员符合有关法律法规的要求。

2. 实验室认可的作用和意义 通过认可提高实验室的质量管理水平,减少可能出现的质量风险和实验室的责任,平衡实验室与客户之间的利益,提高社会对认可实验室的认知度和信任度,最终达到法律、政府和市场的共同承认,实现检测数据的国际双边和多边的互认,避免重复检测,促进国家、国际贸易的发展。通过认可的实验室表明其具备了按相应认可准则开展检测和校准服务的能力；获得签署互认协议方国家和地区认可互认机构的承认；可在认可的范围内使用 CNAS 国家实验室认可标志和 ILAC 国际互认联合标志。在业务认可的范围内可使用具有 CNAS 标志的分析测试报告。

（李　静）

第二章

验证性实验

实验一　可见分光光度计主要性能检定

【目的与要求】

1. 掌握可见分光光度计主要性能的检定方法和仪器的使用。
2. 熟悉可见分光光度计的主要性能和技术指标。
3. 了解可见分光光度计的基本结构。

【方法原理】

可见分光光度计是根据物质的分子对可见光谱区电磁辐射的吸收光谱特征和吸收程度进行定性和定量分析的仪器,其测量原理是朗伯-比尔定律:

$$A = \lg \frac{I_0}{I_t} = -\lg T = \varepsilon bc$$

式中:A 为物质的吸光度;I_0 为入射单色光的强度;I_t 为透射单色光的强度;T 为透光度;ε 为物质的摩尔吸光系数,L/(cm·mol);b 为溶液层的厚度,cm;c 为溶液中物质的浓度,mol/L。

为了确保分析的灵敏度和准确度,要对仪器进行定期检定,检定周期一般为一年。根据可见分光光度计检定规程(JJG 178—1996)的规定,对光栅型和棱镜型仪器,检定的主要项目和技术指标如表 2-1 所示。

表 2-1　可见分光光度计检定项目和技术指标

检定项目		技术指标	
		棱镜型	光栅型
稳定度(%)	零点(3 分钟)	≤±0.5	
	光电流(3 分钟)	≤±1.5	
	电压变动	≤±1.5	
波长准确度(nm)	360~500	≤±3.0	
	500~600	≤±5.0	
	600~700	≤±6.0	≤±3.0
	700~800	≤±8.0	
	800~1000	≤±10.0	

检定项目	技术指标	
	棱镜型	光栅型
波长重复性(nm)	≤相应波长准确度绝对值的一半	
线性误差(%)	≤±6(吸光度为 0.1～0.3)	
	≤±3(吸光度为 0.3～0.6)	
	≤±4(吸光度为 0.6～0.8)	
透光度准确度(%)	≤±2.5	
透光度重复性(%)	≤0.5	
杂散辐射率(%)	≤4.0(420nm 处)	≤2.0(360nm 处)
吸收池配套性(%)	≤±0.5(440nm 和 700nm 处)	
绝缘电阻(MΩ)	≥5	

【仪器与试剂】

1. 仪器与器皿　可见分光光度计,附相同光径的吸收池一套;镨钕玻璃滤光片,具有 2、4、6nm 带宽下测得的吸收峰波长标准值;调压变压器,规格为 500VA,输出 0～250V 可变;500V 兆欧表;可见光区光谱中性滤光片,透光度标称值为 10%、20%、30%(或 40%);截止型滤光片,半高波长分别为 470nm 和 400nm,截止波长分别不小于 430nm 与 365nm,截止区吸光度不小于 3,透光区平均透光度不低于 80%;分析天平;烧杯;容量瓶等。

2. 试剂

(1)重铬酸钾溶液:准确称取 0.2829g 重铬酸钾,用 0.05mol/L 硫酸溶液溶解,并稀释至 100ml,摇匀,此液铬的质量浓度[$\rho(Cr^{6+})$=1.00g/L]。

(2)硫酸铜溶液:准确称取 3.9290g 硫酸铜($CuSO_4 \cdot 5H_2O$),用 0.05mol/L 硫酸溶液溶解,并稀释至 100ml,摇匀,此液铜质量浓度[$\rho(Cu^{2+})$=10.00g/L]。

(3)氯化钴溶液:准确称取 4.0373g 氯化钴($CoCl_2 \cdot 6H_2O$),用 0.10mol/L 盐酸溶液溶解,并稀释至 100ml,摇匀,此液钴质量浓度[$\rho(Co^{2+})$=10.00g/L]

(4)亚硝酸钠溶液:准确称取经干燥至恒重的亚硝酸钠 5.00g,用蒸馏水溶解后,稀释至 100ml,摇匀,此液亚硝酸钠的质量浓度[$\rho(NaNO_2)$=50.0g/L]。

重铬酸钾、硫酸铜、氯化钴、硫酸、盐酸、亚硝酸钠均为分析纯(AR),实验用水为蒸馏水。

【操作步骤】

1. 外观与初步检查

(1)仪器应有以下标志:仪器名称、型号、制造厂名、出厂编号与出厂时间、工作电源电压和频率等。

(2)仪器应能平稳置于工作台上,各紧固件均应紧固良好,各调节器、按键和开关均能正常工作。电缆线的接插件均应紧密配合,接触良好。

(3)仪器各标志与指示应清晰无误,刻线与数字应完整。

(4)样品室应密封良好,无漏光现象。样品架应推拉自如、正确定位。

(5)仪器处于工作状态时,光源发光应稳定无闪烁现象。当波长置于 580nm 处时,在样品室内应能看到正常的黄色光斑。

(6)仪器光谱范围的两端,光量调节系统应能使透光度超过 100%。

(7)吸收池的透光面应光洁,无划痕和斑点,任一面不得有裂纹。

2. 稳定度检定

(1)零点:仪器在光电检测器不受光的条件下,用零点调节器将透光度调至零点,观察 3 分钟,读取透光度示值的最大漂移量,即为零点稳定度。

(2)光电流:仪器波长分别置于光谱范围两端往中间靠 10nm 处,调整零点后,打开光门,使光电检测器受光,照射 5 分钟。用光量调节器将仪器透光度调至 95%(数显仪器 100%)处,观察 3 分钟,读取透光度示值的最大漂移量,即为光电流稳定度。

(3)电压变动:仪器波长置于 650nm 处,将调压变压器接入外电源与仪器之间,用调压变压器输入 220V 电压,调节仪器透光度示值至 95%(数显仪器 100%)处,然后将电压降至 198V,记录仪器透光度示值的变化;再用调压变压器把电压调至 220V,将仪器透光度仍调至 95%(数显仪器 100%)处,然后将电压升至 242V,记录仪器透光度示值的变化,即为电压变动稳定度。

3. 波长准确度与波长重复性检定 镨钕玻璃滤光片吸收峰的参考波长值见表 2-2。

表 2-2 镨钕玻璃滤光片吸收峰参考波长值

光谱带宽(nm)	参考波长值(nm)					
2	431.3	513.7	529.8	572.9	585.8	739.4	807.7
5	431.8	513.7	530.1	574.2	585.7	740.0	807.4
8	432.1	513.9	529.6	574.9	585.8	740.4	807.0

将镨钕玻璃滤光片置于样品室内的适当位置,按均匀分布原则,选择三至五个吸收峰参考波长,逐一作连续三次测量(从一个波长方向),记录吸收峰波长测量值。波长准确度和波长重复性的计算公式分别为:

$$\Delta_\lambda = \frac{1}{3}\sum_{i=1}^{3}\lambda_i - \lambda_r$$

$$\delta_\lambda = \max\left|\lambda_i - \frac{1}{3}\sum_{i=1}^{3}\lambda_i\right|$$

式中:Δ_λ 为波长准确度,nm;δ_λ 为波长重复性,nm;λ_i 为波长测量值,nm;λ_r 为波长标准值,nm。

4. 线性误差检定 按表 2-3 配制 $K_2Cr_2O_7$、$CoCl_2$ 和 $CuSO_4$ 标准溶液。

表 2-3 标准溶液的浓度及测定波长

溶液名称	溶液浓度($\times 10^3$mg/L)			测定波长(nm)	备注
$K_2Cr_2O_7$	0.0300	0.0900	0.150	440	浓度以铬计量
$CoCl_2$	2.00	6.00	10.00	510	浓度以钴计量
$CuSO_4$	2.00	6.00	10.00	690	浓度以铜计量

注:$K_2Cr_2O_7$ 和 $CuSO_4$ 溶液用 0.05mol/L H_2SO_4 稀释,$CoCl_2$ 溶液用 0.10mol/LHCl 稀释

以蒸馏水为参比,用 1cm 吸收池,分别测定以上溶液的吸光度,每一浓度溶液必须重复测定三次,取其平均值。将记录的吸光度与对应的浓度,按下列公式计算各点的线性误差:

$$K = \frac{A_1 + A_2 + A_3}{c_1 + c_2 + c_3}$$

$$A_1' = Kc_1; \qquad A_2' = Kc_2; \qquad A_3' = Kc_3$$

$$A_1 \text{ 的线性误差} = \frac{A_1 - A_1'}{A_1'} \times 100\%$$

$$A_2 \text{ 的线性误差} = \frac{A_2 - A_2'}{A_2'} \times 100\%$$

$$A_3 \text{ 的线性误差} = \frac{A_3 - A_3'}{A_3'} \times 100\%$$

式中:c_1、c_2、c_3 是同一种溶液的三种不同浓度;A_1、A_2、A_3 是测得的相应吸光度;K 是理想直线的斜率;A_1'、A_2'、A_3' 是浓度为 c_1、c_2、c_3 在理想直线上的吸光度。

5. 透光度准确度与透光度重复性检定　用透光度标称值分别为 10%、20%、30%(或 40%)左右的光谱中性滤光片,分别在 440、546、635nm 波长处,以空气为参比,分别测量各滤光片的透光度,连续测量三次(每次测量前对零点与 100% 进行校正)。透光度准确度和透光度重复性分别按下面公式计算:

$$\Delta_T = \frac{1}{3}\sum_{i=1}^{3} T_i - T_r$$

$$\delta_T = \max \left| T_i - \frac{1}{3}\sum_{i=1}^{3} T_i \right|$$

式中:Δ_T 为透光度准确度;δ_T 为透光度重复性;T_i 为每一滤光片第 i 次透光度测量值;T_r 为每一滤光片在相应波长下的透光度标准值。

6. 杂散辐射率　棱镜式仪器在波长 420nm 处,以空气为参比,用半高波长为 470nm 的截止型滤光片,测量其透光度值,即为仪器在相应波长处的杂散辐射率。光栅型仪器在波长 360nm 处,用半高波长 400nm 的截止型滤光片,空气为参比,或用 50g/L 的亚硝酸钠溶液,以蒸馏水为参比,测量其透光度值,即为仪器在相应波长处的杂散辐射率。

7. 吸收池的配套性检定　在仪器其他项目鉴定合格后,将波长置于 440nm 处,在仪器所附的同一光径吸收池中分别注入质量浓度[$\rho(Cr^{6+}) = 30.0\text{mg/L}$]的重铬酸钾溶液,将其中一个吸收池的透光度调至 95%(数显仪器 100%),测量其他各吸收池的透光度值;在仪器波长 700nm 处,同一光径吸收池中分别注入蒸馏水,按上述操作分别测量各吸收池的透光度值。凡透光度值之差不大于 ±0.5% 的吸收池可以配成一套使用。

8. 绝缘性的检定　在仪器非工作状态时,用 500V 兆欧表测量电源线与仪器外壳之间的电阻,即为绝缘电阻。

【注意事项】

1. 放置仪器的工作台应平稳,周围无强电磁场干扰,无强气流及腐蚀性气体;仪器检定处不得有强光直射。

2. 仪器工作环境的温度为 10～35℃,相对湿度小于 85%。

3. 不同型号的仪器其技术指标要求会有一定差别。

4. 检定波长准确度时,在镨钕玻璃滤光片吸收峰参考波长附近 10nm 范围内,每隔 2nm 测定一次,远离吸收峰波长处,每隔 5nm 或 10nm 测定一次。

5. 检定波长准确度与波长重复性时,还可用氧化钬玻璃滤光片或镨铒玻璃滤光片。

【思考题】

1. 检定分光光度计的上述性能,有何实际意义?
2. 配套使用的同一光径的吸收池,其透光度的差异对测定结果有何影响?

(张丽萍)

实验二 邻菲啰啉分光光度法测定微量铁最佳实验条件的选择

【目的与要求】

1. 掌握显色反应最佳实验条件的一般选择方法。
2. 熟悉分光光度法的基本原理及仪器的操作方法。
3. 了解测定微量铁的方法。

【方法原理】

邻菲啰啉是测定微量铁的高灵敏性和高选择性的试剂,在酸度为 pH3～9 的溶液中,Fe^{2+} 可与邻菲啰啉发生反应,生成橘红色配合物。该配合物十分稳定,在一定浓度范围内,吸光度与 Fe^{2+} 浓度呈直线关系,符合比尔定律。Fe^{3+} 也可与邻菲啰啉发生反应,生成淡蓝色配合物,如果样品中含有 Fe^{3+},可预先用盐酸羟胺将其还原为 Fe^{2+},然后进行测定,此时测定的是总铁含量。

由于显色反应通常会受到多种因素的影响,如显色剂加入量的合适范围、显色时间(有色溶液的稳定性)、溶液的酸度、反应温度等。因此,为了获得最佳的测定方案,必须对影响显色反应的各种因素进行实验。

【仪器与试剂】

1. 仪器与器皿 分光光度计,吸收池,酸度计,1ml、2ml、5ml 刻度吸量管,25ml 比色管,100ml 烧杯,1000ml 容量瓶。

2. 试剂

(1)铁标准贮备液[$\rho(Fe^{3+})=0.40g/L$]:准确称取 3.454g 硫酸铁铵[$NH_4Fe(SO_4)_2 \cdot 12H_2O$]于 100ml 烧杯中,加入 30ml 浓盐酸及 30ml 水,溶解后转移到 1L 容量瓶中,加水稀释至刻度,摇匀。

(2)铁标准应用液[$\rho(Fe^{3+})=40.0\ \mu g/ml$]:临用前,移取 100.0ml 贮备液至 1L 容量瓶中,加水稀释至刻度,摇匀。

(3)盐酸羟胺($NH_2OH \cdot HCl$)水溶液[$\rho=50g/L$]:临用新配,两周内有效。

(4)邻菲啰啉溶液[$\rho=2g/L$]:称取 0.20g 分析纯邻菲啰啉,先用少量无水乙醇溶解,再用去离子水稀释至 100ml,贮于塑料瓶中,避光保存。

(5)乙酸钠溶液：1.0mol/L；氢氧化钠溶液：0.10mol/L。

【操作步骤】

1. 吸收曲线的绘制 移取 2.0ml 标准铁应用液于 25ml 比色管中。加入 1.0ml 盐酸羟胺溶液，混匀后放置 2 分钟。加 1.0ml 邻菲啰啉溶液和 2.0ml 乙酸钠溶液，加水稀释至刻度，摇匀，放置 10 分钟，另取一支比色管加 2.0ml 去离子水代替铁标准溶液，其余操作同上，配成试剂空白为参比，在不同波长（λ）下测量相应的吸光度（A）（从 440nm 到 560nm，间隔 10nm 测量一次吸光度，其中在 500～520nm 之内，间隔 5nm 测量一次）。然后以波长为横坐标、吸光度为纵坐标绘 A-λ 曲线，确定适宜的工作波长。在 A-λ 曲线中最大吸收值对应的波长为该方法的最佳测定波长。

2. 显色时间的影响 移取 2.0ml 标准铁应用液到比色管中，加入 1.0ml 盐酸羟胺溶液，混匀后放置 2 分钟。加入 1.0ml 邻菲啰啉溶液和 2.0ml 醋酸钠溶液，加水稀释至刻度，摇匀。以试剂空白作为参比，在选定的测定波长下，间隔一段时间测量一次吸光度。间隔时间分别为：2 分钟，5 分钟，10 分钟，20 分钟，30 分钟，1 小时，2 小时，3 小时。以时间（t）为横坐标、吸光度值（A）为纵坐标绘制 A-t 曲线。在 A-t 曲线中，最大吸收值开始下降处对应的时间为该显色的稳定时间。

3. 显色剂用量的影响 取 6 支比色管，每支加入 2.0ml 标准铁应用液和 1.0ml 盐酸羟胺溶液，混匀后放置 2 分钟。分别加入 0.2、0.4、0.8、1.0、1.5、2.0ml 邻菲啰啉溶液，再各加 2.0ml 乙酸钠溶液，加水稀释至刻度，摇匀，放置 10 分钟，以相应的未加显色剂的空白试剂为参比，在选定的波长下测量各溶液的吸光度。以邻菲啰啉溶液的体积（V）为横坐标，吸光度值（A）为纵坐标绘制 A-V 曲线，确定邻菲啰啉溶液的适宜用量。在 A-V 曲线中，最大吸收值对应的邻菲啰啉溶液的加入量为最佳显色用量。

4. 溶液 pH 的影响（氢氧化钠溶液用量值的确定） 取 9 支比色管，各加入 2.0ml 标准铁标准应用液和 1.0ml 盐酸羟胺溶液。混匀后放置 2 分钟。各加 1.0ml 邻菲啰啉溶液，再分别加入 0.0、2.5、5.0、7.5、10.0、15.0、20.0ml 氢氧化钠溶液，加水稀释至刻度，混匀，放置 10 分钟，以不含铁离子的相应试剂溶液为参比，在选定的波长下测量各溶液的吸光度。以氢氧化钠溶液的用量值（V_b）为横坐标，相应的吸光度（A）为纵坐标绘制 $A-V_b$ 曲线，确定适宜的氢氧化钠溶液用量值。在 $A-V_b$ 曲线中，最大吸收值对应的氢氧化钠溶液的用量值为该方法的最佳加入量值。

5. 标准曲线的绘制 取 6 支比色管，分别加入 0.0、0.5、1.0、1.5、2.0、2.5ml 标准铁溶液，各加入 1.0ml 盐酸羟胺溶液，混匀后放置 2 分钟。各加 1.0ml 邻菲啰啉溶液和 2.0ml 乙酸钠溶液，加水稀释至刻度，混匀后，放置 10 分钟。以试剂空白为参比，在选定的测定波长下测量各溶液的吸光度。以铁的浓度（c）为横坐标、相应的吸光度值（A）为纵坐标，绘制铁标准溶液标准系列的标准曲线。

6. 水中铁含量的测定 取一定体积的水样于 25ml 比色管中，按步骤 5. 的条件操作，在相同条件下测定吸光度值，从标准曲线上查出相应的铁含量。

7. 结果处理 按下式计算水样中 Fe 含量：

$$\rho = \frac{c \times 25}{V_x}$$

式中：ρ 为水样中 Fe 的质量浓度，mg/L；c 为从标准曲线上查到的样品管中 Fe 浓度，μg/ml；V_x 为取水样量，ml。

【注意事项】

1. 实验过程中要注意各种试剂的加入顺序。
2. 条件试验"2"的时间较长，进行此项实验时可穿插在其他实验中进行。

【思考题】

1. 加入各种试剂的顺序对显色结果有何影响？
2. 盐酸羟胺和邻菲啰啉在实验中各起什么作用？
3. 条件实验中是否可用水作参比？

（李 静）

实验三 荧光分光光度计主要性能指标的检定

【目的与要求】

1. 掌握仪器主要性能的检定方法和仪器的使用。
2. 熟悉荧光分光光度计的基本构造。
3. 了解荧光分光光度计性能检定的技术指标。

【方法原理】

某些物质吸收适当波长的激发光后可发射出荧光。荧光强度与该物质的浓度有如下关系：

$$F = k\phi I_0(1 - e^{-2.303abc})$$

式中：F 为荧光强度；k 为仪器常数；ϕ 为量子效率；I_0 为激发光强度；a 为荧光物质的吸收系数；b 为液层的厚度；c 为荧光物质的浓度。

对于给定物质，当其他实验条件确定的情况下，溶液的浓度较低（$abc < 0.05$）时，荧光强度与荧光物质的浓度有如下简单的关系：

$$F = Kc$$

荧光分析的仪器分为两类：A 类是色散型单色器；B 类是滤光片型单色器。根据荧光分光光度计试行检定规程（JJG 537—2006），荧光分光光度计主要技术要求见表 2-4。

表 2-4 荧光分光光度计技术性能指标

检定项目	技术指标	
	A	B
波长示值误差限	优于±2.0nm	玻璃滤光片：标称值±10nm 干涉滤光片：标称值±5nm

续表

检定项目	技术指标	
	A	B
波长重复性	≤1.0nm	—
检出限(硫酸奎宁溶液)	1×10^{-10} g/ml	1×10^{-8} g/ml
测量线性	R≥0.995	
荧光峰值强度重复性	≤±1.5%	≤±1.0%
稳定度 零线漂移	≤±0.5%	
示值上限	≤±1.5%	
荧光池成套性	误差≤±0.5%	

【仪器与试剂】

1. 仪器与器皿　荧光分光光度计,紫外可见分光光度计(波长示值误差±1.0nm),秒表(0.1秒),交流电压表(150/500V),兆欧表(试验电压500V)石英荧光池,100ml 容量瓶。

2. 试剂　硫酸奎宁(国家二级标准物质)、硫酸(分析纯)。

【操作步骤】

1. 溶液配制

(1)硫酸奎宁贮备液($\rho=1.00\times10^{-3}$ g/ml):将硫酸奎宁固体试剂在干燥器中放置24小时以上。精确称取 100.0mg 的硫酸奎宁。用少量 0.05mol/L 硫酸溶液溶解后,倾入 100ml 容量瓶中。再用 0.05mol/L 硫酸溶液润洗 3 次,润洗液也倾入容量瓶。然后用 0.05mol/L 硫酸稀释至刻度线,配成 1.00×10^{-3} g/ml 的硫酸奎宁贮备液,摇匀备用。

(2)硫酸奎宁应用液:用 0.05mol/L 硫酸逐级稀释 1.00×10^{-3} g/ml 硫酸奎宁贮备液,分别得到质量浓度[ρ(g/ml)]为 1.0×10^{-6}、8.0×10^{-7}、4.0×10^{-7}、1.0×10^{-7} 和 1.0×10^{-9} 硫酸奎宁应用液。

2. 外观与初步检查

(1)仪器应有下列标志:仪器名称、型号、制造厂名、**CMC**标志、出厂时间和仪器编号。

(2)仪器的各紧固件应紧固良好,各调节旋钮、按键和开关均能正常工作。电缆线的接插件应接触良好,外观不应有明显的机械损伤。

(3)仪器的指示仪表应工作正常,刻线应清晰、均匀。指针的宽度不大于刻线的宽度,并应与刻线平行。

(4)旋动指示仪表的"调零"和"满度"旋钮时,电表指针应平稳无跳动现象。

(5)仪器配置的滤光片附件不得有灰尘、油污或影响透光性的斑点存在。

(6)绝缘电阻:仪器在不工作的状态下,试验电压 500V 时,电源进线与壳体之间的绝缘电阻不小于 20MΩ。

3. 技术性能指标鉴定　按照仪器说明书开机及点亮氙灯,预热 20 分钟。

(1)波长示值误差与波长重复性:将发射单色器波长置零级位置,将漫反射板校正具放

27

入样品室。响应时间"快",扫描速度"慢"或手动,使用实际可行的最窄狭缝宽度。波长从350nm到550nm对激发单色器扫描,在所得到的谱图上寻找450.1nm附近的光谱峰,并确定其示值波长,连续测量三次。按下式计算激发单色器波长示值误差(Δ_λ)和波长重复性(δ_λ):

$$\Delta_\lambda(nm) = \frac{1}{3}\sum_{i=1}^{3}\lambda_i - \lambda_r$$

$$\delta_\lambda(nm) = \max\left|\lambda_i - \frac{1}{3}\sum_{i=1}^{3}\lambda_i\right|$$

式中:λ_r为氙灯亮线参考波长值450.1nm;λ_i为波长测量值。

按同样的方法将激发单色器波长置零级位置,扫描发射单色器,测定发射单色器波长示值误差(Δ_λ)和波长重复性(δ_λ)。

(2)滤光片的检定:

用紫外-可见分光光度计测量被检仪器的滤光片在各波长处的透射比,绘制透射比-波长特性曲线。图2-1为带通型滤光片和截止型滤光片透射光特性曲线。

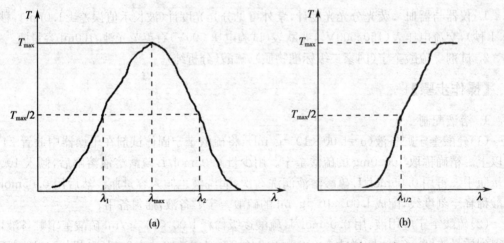

(a)   (b)

图2-1 带通型滤光片(a)和截止型滤光片(b)透光特性曲线

带通型滤光片的波长误差:

$$\Delta_\lambda(nm) = \lambda - \lambda_x$$

式中:λ为滤光片峰值波长标称值;λ_x为波长测量值。

截止型滤光片的透射光特性用半高波长来表示。截止型滤光片的波长误差:

$$\Delta_\lambda(nm) = \lambda - \lambda_{1/2}$$

式中:λ为滤光片半高波长标称值;$\lambda_{1/2}$为半高波长测量值。

(3)检出限:以0.05mol/L硫酸溶液作空白,根据仪器类别选取对应质量浓度的硫酸奎宁标准溶液作样品(A类仪器1.0×10^{-9}g/ml;B类仪器1.0×10^{-7}g/ml)。灵敏度置高挡,选择适当的狭缝宽度。将激发波长置于350nm,扫描发射波长找出测量峰值对应的λ_{em}。将发射波长固定在λ_{em}。分别对空白溶液和标准样品溶液连续交替11次测定。由下式计算检出限:

$$DL = \frac{c}{F} \times 2S$$

式中:DL 为检出限;$\bar{F}$ 和 S 分别为 11 次测量的荧光强度测量平均值和标准偏差。

(4)测量线性:用 1×10^{-7}、4×10^{-7}、6×10^{-7}、8×10^{-7}、1×10^{-6}g/ml 的硫酸奎宁标准溶液。设置激发波长 350nm,发射波长 450nm。以 0.05mol/L 硫酸溶液作空白,调节仪器灵敏度和狭缝宽度,使浓度最大的溶液示值在 90% 附近。交替测定空白和各质量浓度标准溶液的荧光强度,每种溶液重复测量 3 次。用最小二乘法计算线性相关系数 R。

(5)光谱峰值强度的重复性:置激发波长 350nm,激发和发射狭缝宽度为 10nm。用 1×10^{-7}g/ml 的硫酸奎宁溶液,见光 3 分钟后,对发射波长从 365nm 至 500nm 重复扫描三次。由下式计算重复性:

$$\delta_F(\mathrm{nm}) = \max\left|F_i - \frac{1}{3}\sum_{i=1}^{3}F_i\right|$$

式中:F_i 为每次测量荧光峰值。

(6)荧光池的成套性:用检定合格的荧光分光光度计进行荧光池成套性的检定。置激发波长 360nm,发射波长 450nm。荧光池中装入 1×10^{-7}g/ml 硫酸奎宁溶液,放入光路时带有标志的一面正对进光方向。将仪器示值调至 95%,测量其他各荧光池的示值。凡示值差不大于 1.0% 的荧光池可以配成一套。

【注意事项】

1. 本实验所用玻璃仪器必须认真清洗,以确保试验准确度。
2. 线性误差实验中,标准系列溶液配制要准确。
3. 荧光吸收池为四面透光的光学玻璃,操作时,应手持不在光路的边棱。

【思考题】

1. 荧光光度计和荧光分光光度计有什么不同?
2. 为什么荧光测定用浓度最大的溶液调仪器读数?

(康维钧)

实验四　原子吸收分光光度计性能检定

【目的与要求】

1. 掌握原子吸收分光光度计主要性能的检定方法和仪器的使用。
2. 熟悉原子吸收分光光度计的主要性能和技术指标。
3. 了解原子吸收分光光度计的结构。

【方法原理】

原子吸收分光光度计是根据被测元素的基态原子蒸气对特征辐射的吸收程度进行定量分析的仪器。该仪器主要用于金属和类金属元素的测定,其测量原理是基于光的吸收定律:

$$A = -\lg\frac{I}{I_0} = -\lg T = Kc$$

式中:A 为吸光度;I_0 为入射光强度;I 为透射光强度;T 为透光度;K 为与实验条件有关的系数,在一定条件下为常数;c 为溶液中被测元素的浓度。

原子吸收分光光度计按光束形式可分为单光束型和双光束型仪器,按原子化器类型可分为火焰原子化器和无火焰原子化器。根据原子吸收分光光度计检定规程(JJG 694—2009)之规定,检定的主要项目和技术指标如表 2-5 所示。

表 2-5 原子吸收分光光度计的计量性能要求

项目	计量性能	
	火焰原子化器	石墨炉原子化器
波长示值误差与重复性	波长示值误差不超过±0.5nm;波长重复性不大于 0.3nm	
光谱带宽偏差	不超过±0.02nm	
基线稳定性	零点漂移吸光度不超过±0.008/15 分钟;瞬时噪声吸光度≤0.006	—
边缘能量	谱线背景值/谱线峰值应不大于 2%;瞬时噪声吸光度应不大于 0.03	
检出限	≤0.02 μg/ml	≤4pg
测量重复性	≤1.5%	≤5%
线性误差	≤10%	≤15%
表观雾化率	≥8%	—
背景校正能力	≥30 倍	

注:1. 对于波长自动校准的仪器不进行波长示值误差项测量

2. 手动波长仪器光谱带宽项测量用分辨率测量代替,进行 Mn 279.5nm 和 279.8nm 谱线扫描,其峰谷能量不应超过 40%

【仪器与试剂】

1. 仪器与器皿　原子吸收分光光度计;空心阴极灯:Hg、Mn、As、Cs、Cu、Cd、K 等;氘灯;微量进样器:10、20、30 μl;秒表:最小分度 1 秒;量筒:10ml,最小分度 0.2ml;500V 兆欧表,容量瓶,试剂瓶,比色管,刻度吸管等。

2. 试剂　铜标准溶液(0.00、0.50、1.00、3.00、5.00 μg/ml);镉标准溶液(0.00、0.50、1.00、3.00、5.00ng/ml);氯化钠溶液(5.0mg/ml);金属铜、金属镉为优级纯或光谱纯(GR),其他试剂为分析纯(AR),水为去离子水或双蒸水。

【操作步骤】

1. 外观与初步检查

(1)仪器应有以下标志:仪器名称、型号、制造厂名、出厂编号与出厂日期等。

(2)仪器及附件的所有紧固件均应紧固良好,连接件应连接良好,运动部位应运动灵活、平稳,气路系统应可靠密封,不得漏气。

(3)仪器的各旋钮及功能键应能正常工作。

(4)由计算机控制和带微机的仪器,在输入指令后,仪器应正常响应。

2. 波长示值误差与重复性检定 按汞空心阴极灯上规定的工作电流将灯点 546.1nm、640.2nm、724.5nm 和 871.5nm 谱线中按均匀分布原则,选取 3～5 条逐一作连续三次单向测量(从短波向长波方向),以给出最大能量的波长示值作为测量。波长示值误差和波长重复性的计算公式为:

$$\Delta\lambda = \frac{1}{3}\sum_{i=1}^{3}\lambda_i - \lambda_r$$

$$\delta_\lambda = \lambda_{max} - \lambda_{min}$$

式中,$\Delta\lambda$ 为波长示值误差,nm;δ_λ 为波长重复性,nm;λ_i 为汞谱线的波长测量值,nm;λ_r 为汞谱线的波长标准值,nm;λ_{max} 为谱线三次测量值中的最大值,nm;λ_{min} 为谱线三次测量值中的最小值,nm。

3. 光谱带宽偏差 点亮铜灯,待其稳定后,在光谱带宽 0.2nm 条件下,对 324.7nm 谱线进行扫描,测量扫描谱线的半高宽的波长 λ_1、λ_2。光谱带宽偏差为:

$$光谱带宽偏差 = [(\lambda_2 - \lambda_1) - 0.2]nm$$

对手动调波长的仪器,可以用锰空心阴极灯发射光谱中的 279.5nm 与 279.8nm 双线进行分辨率检定。选合适工作电流点亮锰灯,待其稳定后,在光谱带宽 0.2nm,波长 279.5nm 条件下,调节光电倍增管负高压,使谱线的能量为 100%。然后扫描测量锰 279.5nm 与 279.8nm 双线能量,此时应能明显分辨出两条谱线,且两条谱线间峰谷能量不超过 40%。

4. 基线稳定性检定 仪器和铜空心阴极灯同时预热至稳定,在光谱带宽 0.2nm 点燃乙炔/空气火焰,吸喷二次蒸馏水或去离子水,用瞬时测量方式或时间常数不大于 0.5 秒,测量 324.7nm 谱线在 15 分钟内零点漂移(以起始点为基准计算)和瞬时噪声(峰-峰值)。

5. 边缘能量检定 点亮砷和铯空心阴极灯,预热至稳定,在光谱带宽 0.2nm,响应时间不大于 1.5 秒的条件下(使用中和修理后的仪器可按仪器说明书要求的条件),对 As 193.7nm 和 Cs 852.1nm 谱线进行测量。两谱线的峰值能量达到最佳条件下,测量背景能量与峰值能量之比。测量谱线 5 分钟内最大瞬时噪声的吸光度值。

6. 火焰法测定铜的检出限、线性误差与重复性检定

(1)检出限:将仪器各项参数调至铜的最佳测定条件,用空白溶液调零,分别对铜标准系列溶液进行三次重复测定,取三次测定的平均值后,建立直线回归方程:$A = a + bc$。式中,a、b 分别为直线的截距和斜率,c 为溶液中铜的浓度。

在上述相同条件下,分别对空白溶液进行 11 次吸光度测定,求出标准偏差 S_b。按下式计算检出限 L:

$$L = \frac{3S_b}{b}$$

(2)测定铜的重复性:在上述相同实验条件下,选择一个吸光度在 0.1～0.3 之间的铜标准溶液,进行 7 次测定,计算测定铜的相对标准偏差 RSD,即为测定铜的重复性。

(3)测定铜的线性误差:在上述相同实验条件下,测定标准系列中间点(c_{si})1.00 μg/ml 或 3.00 μg/ml,平行测定 3 次计算出吸光度平均值($\overline{A_i}$),根据直线回归方程计算出浓度(c_i):

$$c_i = \frac{\overline{A_i} - a}{b}$$

测定铜的线性误差（Δx_i）为：

$$\Delta x_i = \frac{c_i - c_{si}}{c_{si}}$$

7. 石墨炉法测定镉的检出限和重复性检定

(1)测定镉的检出限：将仪器各项参数调至镉的最佳测定条件，用空白溶液调零，分别对镉标准系列溶液进行三次重复测定（进样量为 20 μl），取三次测定的平均值后，求出直线回归方程：$A = a + bm$。式中，a、b 分别为直线的截距和斜率，m 为镉的进样质量。

在上述相同条件下，配制 20 个空白溶液（或 3～5 倍检出限的镉标准溶液），分别进样 20 μl 测定吸光度，求出标准偏差 S_b。用下式计算检出限 L：

$$L = \frac{3S_b}{b}$$

(2)测定镉的重复性：在上述相同实验条件下，选择一个吸光度在 0.1～0.3 之间的镉标准溶液，进行 7 次测定，计算测定镉的相对标准偏差 RSD，即为石墨炉法测定镉的重复性。

(3)测定镉的线性误差：按测定铜的线性误差方法进行测定计算。

8. 表观雾化效率检定　在被测元素的测量条件下，先用毛细管空吸，待废液管出口无废液排出后，将废液管插入装有一定体积水的量筒内水封。然后将毛细管插入 50.0ml 去离子水中，至水全部被吸喷完并空吸，待废液管再无废液排出后，移出废液管。记录量筒内水的体积变化 ΔV，按下式计算表观雾化效率 ε：

$$\varepsilon = \frac{50.0 - \Delta V}{50.0} \times 100\%$$

9. 背景校正能力检定

(1)火焰法：在镉 228.8nm 波长下，先用无背景校正方式测量，调零后将光衰减器（吸光度约为 1）插入光路，读出吸光度 A_1，再将测量方式改为有背景校正方式，调零后，再把光衰减器插入光路，读出吸光度 A_2。按下式计算背景校正能力 Bc：

$$Bc = \frac{A_1}{A_2}$$

(2)石墨炉法：在镉的最佳测定条件下，228.8nm 波长处，先选择"无背景校正方式"调零后测定能产生吸光度 A≈1 的氯化钠溶液吸光度 A_1，再选"背景校正方式"测定相同量氯化钠溶液吸光度 A_2，按上述公式计算背景校正能力。

【注意事项】

1. 仪器应置于平稳的工作台上，周围应无强震动和强电磁场干扰。
2. 仪器工作环境的温度为 5～35℃，相对湿度不大于 80%。
3. 实验室内无腐蚀性气体，通风良好，仪器上方应有排风系统。
4. 边缘能量检定也可用硒 196.0nm 和铅 205.3nm 谱线。
5. 分辨率检定也可用汞的 365.0nm、365.5nm、366.3nm 三条谱线和镍的 231.0nm、231.6nm、232.0nm 三条谱线。

【思考题】

1. 检定原子吸收分光光度计的上述性能，有何实际意义？

2. 检出限指标对分析有何指导意义？

3. 什么是背景吸收？背景校正有哪几种方法？

（康维钧　阮国洪）

实验五　原子吸收光谱法分析条件的选择

【目的与要求】

1. 掌握火焰原子吸收光谱法分析条件的选择方法。
2. 熟悉原子吸收光谱法分析条件对测定的影响。
3. 了解原子吸收光谱仪的结构,学会仪器的使用方法。

【方法原理】

原子吸收光谱法是将样品中的被测元素经原子化器转变成基态原子蒸气。当光源发出的该元素的特征谱线通过待测元素的基态原子蒸气时,基态原子对谱线产生吸收。在一定实验条件下,基态原子对谱线的吸收程度与溶液中待测元素的浓度呈线性关系。分析测定中,影响测定的因素较多。为了确保分析结果准确可靠,须通过实验对分析条件进行优化选择。选择的分析条件主要包括:分析线、灯电流、灯位置、狭缝宽度和原子化条件等。火焰原子化条件有火焰类型、燃气与助燃气的流量比、燃烧器高度、试样提液量,石墨炉原子化条件有干燥、灰化、原子化、净化的温度和时间以及载气流量。本实验以火焰原子吸收光谱法测定水样中钙含量为例,进行分析条件的优化选择。

【仪器与试剂】

1. 仪器与器皿　原子吸收光谱仪,钙空心阴极灯,空气压缩机,容量瓶,试剂瓶,刻度吸管等。

2. 试剂　钙标准贮备液$[\rho(mg/ml)=1.000]$,钙标准应用液$[\rho(\mu g/ml)=100.0]$,硝酸镧溶液$[\rho(100g/L)]$,硝酸溶液$[\varphi(HNO_3)=1\%]$,乙炔气。碳酸钙、浓硝酸为优级纯(GR),硝酸镧为分析纯(AR),实验用水是去离子水或双蒸水。

【操作步骤】

1. 试剂配制

(1)钙标准贮备液$[\rho(mg/ml)=1.000]$:称取经$105\sim110℃$干燥至恒重的碳酸钙0.2498g于烧杯中,加水20ml,滴加浓硝酸至完全溶解,煮沸,冷却后,定量转移至100ml容量瓶中,用水稀释至刻度,混匀。

(2)钙标准应用液$[\rho(\mu g/ml)=100.0]$:取10.00ml钙标准贮备液于100ml容量瓶中,用1%硝酸稀释至刻度,混匀。

(3)硝酸镧溶液$[\rho(100g/L)]$:称取10g硝酸镧,用水溶解后,定容至100ml,摇匀。

(4)硝酸溶液$[\varphi(HNO_3)=1\%]$:取1ml浓硝酸,用水稀释至100ml,混匀。

2. 仪器调试　按仪器使用说明书调试仪器于参考操作条件,仪器预热20～30分钟。参考操作条件:波长 422.7nm,光谱通带 0.5nm,灯电流 3.0mA,乙炔流量 1.6L/min,空气流量 6.0L/min。

3. 分析条件的选择

(1)灯最佳位置的选择:在参考操作条件下,依次调节灯座的上下和左右调节旋钮,至产生最大的能量信号,然后调节灯的前后位置及旋转空心阴极灯,使其能量输出最大,即为灯的最佳位置。也可以在不点火时调节。

(2)灯电流的选择:固定其他条件为参考操作条件,依次改变灯电流(在最大灯电流范围内),测定一定浓度钙标准溶液的吸光度。不引起吸光度值明显减小,而且灯发光稳定、吸光度值也稳定的最小灯电流,为最佳灯电流。

(3)分析线的选择:在最佳灯电流和光谱通带为 0.5nm 条件下,扫描钙元素的发射光谱,了解有几条可供选择的谱线。然后在各条谱线下分别测定恒定浓度钙标准溶液的吸光度,选用不受干扰且吸光度值适度的谱线为分析线。产生吸光度最大的吸收线(最灵敏线)是最适合测定微量元素的分析线。

(4)光谱通带的选择:在最佳灯电流、选定分析线、乙炔流量为 1.6L/min、空气流量为 6.0L/min 条件下,依次改变光谱通带,测定恒定浓度钙标准溶液的吸光度。吸光度值较高,且测定的精密度也较好时的最大光谱通带,为最佳光谱通带。

(5)燃烧器高度的选择:固定其他操作条件,测定一定浓度钙标准溶液在不同燃烧器高度时的吸光度,绘制吸光度与燃烧器高度关系曲线。吸光度值较大,且比较稳定时的燃烧器高度,即为最佳高度。

(6)火焰状态的选择:固定其他操作条件和助燃气(空气)流量,改变燃烧气(乙炔气)流量,分别测定固定浓度钙标准溶液的吸光度,绘制吸光度与燃烧气流量关系曲线。吸光度值较高、而且比较稳定区域的流量为最佳乙炔流量,并计算最佳乙炔与空气的流量比。

(7)试样提液量的选择:在以上条件为最佳操作条件下,分别以 3、4、5、6、7ml/min 的提液量测定同一浓度钙标准溶液的吸光度,绘制吸光度与提液量关系曲线。吸光度值较高,而且比较稳定区域的较小提液量为最佳试样提液量。

4. 水样中钙的测定

(1)钙标准系列溶液的配制及测定:分别取钙标准应用液 0.00、0.25、0.50、0.75、1.00、1.25ml 于 6 只 25ml 容量瓶中,各加入 1.00ml 100g/L 硝酸镧溶液,用 $\varphi(HNO_3)=1\%$ 硝酸溶液稀释至刻度,摇匀。此系列钙质量浓度分别为 0.00、1.00、2.00、3.00、4.00、5.00 μg/ml。在最佳分析条件下,分别测定标准系列溶液的吸光度。

(2)样品测定:根据水样的钙含量,准确取一定体积的水样,加入 1.00ml 100g/L 硝酸镧溶液,用 $\varphi(HNO_3)=1\%$ 硝酸溶液定容至 25.00ml,混匀,作为试样溶液。在测定标准溶液的条件下,测定试样溶液的吸光度值。

5. 数据处理 绘制吸光度与钙标准溶液浓度关系曲线或求出直线回归方程,由标准曲线或回归方程确定试样溶液的钙浓度,并按下式计算分析结果:

$$\rho = \frac{25.00 \times c_x}{V}$$

式中:ρ 为水样中钙的质量浓度(mg/L);c_x 为试样溶液钙质量浓度(mg/L);V 为水样体积(ml)。

【注意事项】

1. 使用空心阴极灯时,灯电流一定不能超过最大电流值。
2. 废液管出口必须插入水溶液中水封。
3. 玻璃器皿均用1+3硝酸浸泡24小时,依次用蒸馏水和去离子水冲洗干净。
4. 实验结束后,应分别用 $\varphi(HNO_3)=1\%$ 硝酸和去离子水吸喷5分钟,清洗原子化器,再通空气空吸吹干。

【思考题】

1. 火焰原子吸收光谱法测定钙时,为什么要在溶液中加入硝酸镧?
2. 选择最佳灯电流时,为什么要在灯稳定发光和较高测定灵敏度的前提下,选用尽量小的灯电流?
3. 共振线与分析线有何区别?
4. 简述选择最佳分析条件的意义。

(张丽萍　阮国洪)

实验六　pH玻璃电极性能检查及溶液pH的测定

【目的与要求】

1. 掌握pH计的使用方法和直接电位法测定溶液pH的基本原理和方法。
2. 熟悉一般pH玻璃电极性能检查的操作步骤。
3. 了解pH玻璃电极的构造。

【方法原理】

pH玻璃电极具有良好的氢离子响应特性,当它与参比电极组成电池时,此电池的电动势与溶液的pH存在以下关系:

$$E_{电池} = K + \frac{2.303RT}{F}\mathrm{pH} \tag{1}$$

从式(1)可知 E 与pH之间的关系在一定的范围内成直线,直线的斜率为 $2.303RT/F$,而 $\Delta E/\Delta \mathrm{pH}$ 称为玻璃电极的电极系数,其理论值在25℃时为59.1mV/pH,即说明当溶液的酸度改变1个pH单位时(25℃),指示电极电位将发生59.1mV的变化。实际上每一支玻璃电极的电极系数并不一定相同,约在52~60mV/pH之间波动,在此范围内的玻璃电极可认为有较为良好的氢离子响应特性。当玻璃电极使用过久时会渐渐失去其特性,表现在电极系数变小,当电极系数小至50mV/pH以下时就不宜使用了。

求玻璃电极的电极系数,可将同一对电极(待测的玻璃电板与饱和甘汞电极)置于两种不同的pH的标准缓冲溶液(pH₁和pH₂)中,通过pH计测出电池的电动势(mV):

$$E_{电池1} = K + S\mathrm{pH}_1 \tag{2}$$

$$E_{电池2} = K + S\mathrm{pH}_2 \tag{3}$$

将式(3)一式(2),整理得: $S=\dfrac{E_{电池2}-E_{电池1}}{pH_2-pH_1}=\dfrac{\Delta E}{\Delta pH}$ (4)

作 $E\sim pH$ 的关系曲线,则曲线的斜率即 $\Delta E/\Delta pH$,此值即为该玻璃电极的电极系数。

【仪器与试剂】

1. 仪器与器皿 酸度计(以 pHS-3C 精密级数字式酸度计为例)或离子计,pH 玻璃电极,饱和甘汞电极,磁力搅拌器,50ml 烧杯。

2. 试剂 标准缓冲溶液:饱和酒石酸氢钾溶液;0.05mol/L 邻苯二甲酸氢钾溶液;0.025mol/L 磷酸二氢钾和 0.025mol/L 磷酸氢二钠溶液;0.01moI/L 硼砂溶液。不同温度时标准缓冲溶液 pH 见表 2-6。

表 2-6 pH 标准缓冲溶液的 pH

温度(℃)	0.05mol/L 四草酸氢钾	饱和酒石酸氢钾	0.05mol/L 邻苯二甲酸氢钾	0.025mol/LKH₂PO₄ 和 Na₂H₂PO₄	0.01mol/L Na₂B₄O₇	饱和 Ca(OH)₂
10	1.671		3.996	6.921	9.330	13.01
15	1.673		3.996	6.898	9.276	12.82
20	1.676		3.998	6.879	9.226	12.64
25	1.680	3.599	4.003	6.864	9.182	12.46
30	1.684	3.551	4.010	6.852	9.142	12.29
35	1.688	3.547	4.019	6.844	9.105	12.13
40	1.694	3.547	4.029	6.838	9.072	11.98

【操作步骤】

1. 仪器的标定(定位)

接通仪器电源开关,置选择旋钮于"pH"或"mV"挡,使仪器预热 10 分钟,仪器在测量前首先进行标定。

根据测量精度的要求,通常采用一点标定法和二点标定法。

(1)一点标定法:

1)旋上电极,选择旋钮置于"pH"挡,"斜率调节器"顺时针旋到底。

2)先用蒸馏水清洗电极,用滤纸吸干电极,然后把电极插入一已知 pH 的标准缓冲溶液中(如 pH=4.01 或 pH=9.18),调节温度调节器使所指示的温度与溶液温度相同,并摇动试液杯使溶液达到平衡。

3)旋转"定位"调节器使仪器的指示值为该缓冲溶液所在温度相应的 pH。经标定的仪器的定位电位器在测定过程中不应再有变动。

(2)两点标定法:

1)斜率调节器顺时针旋到底,旋转"温度"调节器使所指的温度与溶液温度相同,并摇动试杯使溶液均匀。

2)把电极插入已知 pH=6.86 的缓冲溶液,旋转"定位"调节器,使仪器的指示值为该缓冲溶液所在温度相应的 pH(pH=6.86)。

3)用蒸馏水清洗电极,并用滤纸吸干,把电极插入另一只已知 pH 缓冲溶液(pH=4.01 或 pH=9.18)并摇动试杯使溶液均匀。

4)旋转"斜率"调节器,使仪器的指示值为溶液所在温度相应的 pH(pH=4.01 或 pH=9.18)。

重复 2)~4)步骤,直至达到要求为止。仪器两点标定已告完成,经标定的仪器的定位调节器与斜率调节器不应再有变动。

2. 电极系数的测定

(1)接上电极,选择旋钮置于"mV"挡。

(2)用蒸馏水清洗电极球泡,并用滤纸吸干。

(3)按照以上 4 种标准缓冲溶液 pH,由低至高的顺序,把电极依次插入被测溶液内,摇动试杯使溶液均匀后即可读出该离子选择电极的电极电位(mV 值),并自动显示±极性。

绘制 E-pH 曲线,计算曲线的斜率 $\Delta E/\Delta pH$,即为该玻璃电极的电极系数,以此判断该电极的性能。

3. 测定溶液 pH 如去离子水、自来水、汽水等。

(1)被测溶液与定位溶液温度相同时,"定位"调节器保持不变;用蒸馏水清洗电极球泡,并用滤纸吸干;把电极插入被测溶液内,摇动试杯使溶液均匀后读出该溶液的 pH。每次测量后,需用去离子水清洗电极,再进行下一个溶液的测量。

(2)被测溶液与定位溶液温度不同时,"定位"调节器保持不变;用蒸馏水清洗电极球泡,并用滤纸吸干;用温度计测出被测溶液温度,旋转"温度"调节器,使指示在被测溶液的温度值上;把电极插入被测溶液内,摇动试杯使溶液均匀后读出该溶液的 pH。

【注意事项】

1. 玻璃电极插口必须保持清洁,不使用时将接续器插入以防止灰尘及潮湿气体侵入。

2. 玻璃电极球泡的玻璃很薄,因此勿与硬物相碰,并在安装时应比参比电极底部稍高些。

3. 在使用玻璃电极和甘汞电极时,必须注意内参比电极与球泡之间及内参比电极与陶瓷芯之间有无气泡。必须除掉气泡,以使溶液连通并保持一定的液压差。

4. 及时补充饱和甘汞电极内的饱和 KCl 溶液。

【思考题】

1. 在测量未知溶液的 pH 时,为什么应尽量选一 pH 与它相近的标准缓冲溶液来标定 pH 计?

2. pH 玻璃电极在使用前,为何要在去离子水中充分浸泡?

(杨冰仪)

实验七　电导池常数及水纯度的测定

【目的与要求】

1. 掌握电导法测定水纯度的基本原理和方法。

2. 熟悉电导池常数的测定方法和电导率仪的使用方法。

3. 了解电导率仪的结构。

【方法原理】

在电解质的溶液中,带电的离子在电场的作用下,产生移动而传递电荷,因此,具有导电作用。导电能力的强弱称为电导 G。电导是电阻的倒数,根据欧姆定律:

$$G = \frac{1}{R} = \frac{A}{\rho L} = \frac{\kappa}{\theta}$$

上式表明,电导 G 与电极的横截面积 $A(cm^2)$ 成正比,与电极的间距 $L(cm)$ 成反比。对于一个给定的电极而言,电极面积 A 与间距 L 都是固定不变的,故 L/A 是个常数,称为电导池常数,以 θ 表示;$\kappa = 1/\rho$,称为电导率。

电导率 κ 是溶液中电解质含量的量度,电解质含量高的水,电导率大。所以,用电导率可以判定水的纯度或测定溶液中电解质的浓度,也可以初步评价天然水受导电物质的污染程度。

用电导率仪测定溶液的电导率,一般使用已知电导池常数的电导电极,读出电导值后再乘以电极的电导池常数,即得被测溶液电导率。

电导池在出厂时都标记池常数,一般不需要测定电导池常数。但在长期使用过程中,池面积和池间距可能发生变化而引起池常数改变。因此,有必要学会如何测定电导池常数。

【仪器与试剂】

1. 仪器与器皿　电导率仪,电导电极(铂光亮电极和铂黑电极),温度计,恒温槽,50ml 烧杯。

2. 试剂　标准 KCl 溶液(0.0100mol/L):准确称取 120℃ 干燥 4 小时的 KCl(GR) 0.7456g,加纯水(电导率 $< 1 \times 10^{-5}$ S/m)溶解后转入 1000ml 容量瓶,并稀释至刻度。

【操作步骤】

电导率仪插接电源线,打开电源开关,预热 10 分钟。

1. 电导池常数 θ 的测定

(1)参比溶液法:清洗电极,将 0.0100mol/LKCl 标准溶液 30ml 倒入 50ml 烧杯中,把电极插入该溶液中,并接上电导仪,调节仪器及溶液温度为 25℃,测定其电导 G_{KCl},按下式计算池常数:

$$\theta = \kappa_{KCl}/G_{KCl}$$

式中:κ_{KCl} 为溶液已知电导率(查表 2-7)。

表 2-7　0.0100mol/L 氯化钾溶液的电导率

温度(℃)	电导率(S/cm)	温度(℃)	电导率(S/cm)
20	0.001278	25	0.001413
21	0.001305	26	0.001441
22	0.001332	27	0.001468
23	0.001359	28	0.001496
24	0.001386	29	0.001524

（2）比较法 用一支已知电导池常数（θ_s）的电极,与一支未知电导池常数的电极,测量同一溶液的电导。清洗两电极,以同样的温度插入溶液中,依次把它们接到电导率仪上,分别测出其电导为 G_s,G_x,按下式计算池常数：

$$\theta = \theta_s \times \frac{G_s}{G_x}$$

2. 离子交换水的电导率测定

（1）用离子交换水洗涤 50ml 烧杯 3 次后取 30ml 离子交换水,用温度计测量该水样的温度,将"温度"旋钮置于被测水样的实际温度相应的位置上。

（2）选用光亮铂电极插入被测水样中。

（3）"校正-测量"开关扳向"校正",调节"常数"旋钮为该电极的电导池常数值。

（4）"校正-测量"开关扳向"测量",将量程开关扳在合适的量程挡,待显示稳定后,仪器显示的数值即为被测水样在实际温度下的电导率。重复测量 3 次,取平均值。

3. 自来水的电导率测定

（1）用待测自来水洗涤烧杯 3 次后,在烧杯中加水样 30ml。

（2）选用铂黑电极插入其中。

（3）其他按照测定离子交换水的步骤测其电导率。

【注意事项】

1. 测定电导率采用交流电源,交流电源有高频（1000Hz）和低频（50Hz）两种：测定电导率小的溶液使用低频,测定电导率大的溶液使用高频。

2. 电导低（<5 μS）的溶液,选用电导池常数小的电导池,用铂光亮电极;电导高（5 μS～150mS）的溶液,选用电导池常数大的电导池,用铂黑电极。

3. 电导随温度升高而增大。通常情况下温度每升高 1℃,电导约增加 2%～2.5%,因此在测量电导的过程中,温度必须保持不变。

4. 电极插头应保持干燥清洁,勿使硬物碰到电极铂片,以免改变电极距离,影响电极常数。

5. 测量溶液电导时,一定要在搅拌均匀、读数稳定后,才读取电导值。

【思考题】

1. 测定天然水和离子交换水电导率时使用"低周";测定 0.01000mol/L 溶液时使用"高周",为什么?

2. 为什么要学习测定电导池常数? 如何测定?

3. 为什么测定天然水电导率时使用铂黑电极,而测定去离子水电导率时使用铂亮电极?

（杨冰仪）

实验八 气相色谱分离条件的选择

【目的与要求】

1. 掌握气相色谱仪分离条件选择的方法。

2. 熟悉影响分离度的主要因素。

3. 了解操作条件对柱效、分离度的影响。

【方法原理】

根据 Van Deemter 方程 $H=A+B/u+Cu$ 可知在色谱柱确定后,影响分离的操作条件主要是载气流速和色谱柱温度。载气流速可通过测量不同载气流速下的塔板高度并绘制 H-u 曲线来选择,塔板高度最小(柱效最高)时的流速为最佳载气流速;色谱柱温度可通过测量不同柱温下两相邻组分的分离度来选择。实际上载气流速和色谱柱温度对分离的影响是共同的。本实验分别考察载气流速和色谱柱温度对色谱分离的影响。

【仪器与试剂】

1. 仪器与器皿　气相色谱仪,1μl 微量注射器。

2. 试剂　苯、甲苯、二硫化碳,均为优级纯试剂;以二硫化碳为溶剂,苯与甲苯的质量浓度(ρ)均为 0.50g/L。

【操作步骤】

1. 气相色谱条件

(1)色谱柱:100cm×4mm 玻璃柱或不锈钢柱;固定液:5%邻苯二甲酸二壬酯。

(2)载气:高纯氮气;流速:50ml/min。

(3)柱温:80℃;气化室温度:150℃;检测室温度:150℃。

(4)检测器:火焰离子化检测器;氢气-空气流速比(1∶10)。

2. 载气流速对柱效的影响　每次取 0.50g/L 苯的二硫化碳溶液 0.5μl 注入色谱柱,其他色谱条件不变,测定载气流速分别为 10、20、30、40、50、60ml/min 时的保留值和峰宽。根据所得数据,选择最佳流速。

3. 柱温对分离度的影响　根据步骤 2 的结果,选择最佳流速,分别在柱温为 70℃、80℃和 90℃时,向色谱柱注入苯和甲苯的混合溶液 1μl,记录色谱图,选择适宜的柱温。

4. 实验结果记录

(1)载气流速对柱效的影响　按表 2-8 记录测量数据,绘制 H-u 曲线,从图上找出塔板高度最小(柱效最高)时载气流速,即为最佳载气流速。

表 2-8　载气流速对柱效的影响

u(ml/min)	10	20	30	40	50	60
t_R(min)						
$W_{1/2}$(min)						
$n=(t_R/W_{1/2})^2\times5.54$						
$H=L/n$(mm)						

(2)柱温对分离度的影响:按表 2-9 测量记录各数据,计算不同柱温下的分离度 R 值,并选择适宜的柱温。

表 2-9　柱温对分离度的影响

柱温(℃)	组分名称	t_R(min)	W(min)	$R = 2(t_{R2} - t_{R1})/(W_1 + W_2)$
70	苯			
	甲苯			
80	苯			
	甲苯			
90	苯			
	甲苯			

【注意事项】

1. 应严格遵循气相色谱仪开、关机原则,即开机时"先通气,后通电",关机时"先断电,后关气"。通电前必须检查气路的气密性。

2. 待基线稳定后方可进行实验。

【思考题】

1. 影响分离度的因素有哪些?在实际工作中应如何选择?

2. 使用气相色谱仪应注意哪些问题?

(吴拥军)

第三章

综合性实验

实验九 可见分光光度法测定食品中亚硝酸盐含量

【目的与要求】

1. 掌握可见分光光度法测定食品中亚硝酸盐含量的原理和实验技术。
2. 熟悉食品样品的前处理方法,熟悉分光光度计的使用方法。
3. 了解分光光度计的基本结构。

【方法原理】

食品样品经沉淀蛋白质和除去脂肪后,在酸性条件下,亚硝酸盐与对氨基苯磺酸发生重氮化反应生成重氮盐,然后再与盐酸萘乙二胺偶合生成紫红色偶氮化合物。在最大吸收波长 538nm 处测定吸光度,用标准曲线法进行定量分析。

【仪器与试剂】

1. 仪器与器皿 分光光度计,比色皿,分析天平,组织捣碎机,超声波清洗器,水浴锅,电炉,25ml 比色管,100ml、200ml、500ml 容量瓶,5ml、10ml、20ml 刻度吸管,100ml 量筒,50ml、250ml、500ml 烧杯等。

2. 试剂 亚硝酸钠标准贮备液($\rho=500$ μg/ml):准确称取 250.0mg 于硅胶干燥器中干燥 24 小时的亚硝酸钠,用水溶解后移入 500ml 容量瓶中,用水稀释至刻度,摇匀,在 4℃避光保存。临用前,吸取亚硝酸钠标准贮备液 1.00ml,置于 100ml 容量瓶中,用水稀释至刻度,摇匀,得到亚硝酸钠标准应用液($\rho=5.0$ μg/ml)。

对氨基苯磺酸溶液($\rho=4g/L$):称取 0.4g 对氨基苯磺酸,用 $\varphi(HCl)=20\%$盐酸溶解并稀释至 100ml,混匀,储于棕色瓶中,在冰箱中保存。

盐酸萘乙二胺溶液($\rho=2g/L$):称取 0.2g 盐酸萘乙二胺,用 100ml 水溶解,混匀后储于棕色瓶中,在冰箱中保存。一周内稳定。

饱和硼砂溶液($\rho=50g/L$):称取 5.0g 硼砂,溶于 100ml 热水中,冷却至室温后备用。

乙酸锌溶液($\rho=220g/L$):称取 220.0g 乙酸锌,用 30ml 冰醋酸溶解后,用水稀释至 1000ml,混匀。

亚铁氰化钾溶液($\rho=106g/L$):称取 106.0g 亚铁氰化钾,用水溶解并稀释至 1000ml,混匀。

所用试剂均为分析纯,实验用水为去离子水。

【操作步骤】

1. 试样预处理

(1)新鲜蔬菜和水果:将样品用去离子水洗净,晾干表面水分,取可食部分切碎混匀。将切碎的样品用四分法取适量,用组织捣碎机制成匀浆备用。如需加水要记录加水量。

(2)肉类、蛋、水产及其制品:用四分法取适量或取全部,用组织捣碎机制成匀浆备用。如需加水要记录加水量。

(3)乳粉、豆奶粉、婴儿配方粉等固态乳制品:将样品放入能够容纳2倍样品体积的带盖容器中,经过反复摇晃和颠倒容器,使样品充分混合均匀。

(4)发酵乳、乳、炼乳及其他液体乳制品:通过搅拌或反复摇晃和颠倒容器,使试样充分混合均匀。

(5)奶酪:取适量的试样,研磨成均匀的泥浆状。为避免水分损失,研磨过程中要避免产生过多的热量。

2. 亚硝酸盐的提取

(1)蔬菜、水果、肉类、蛋、水产及奶酪等:称取5g(精确至0.01g)制成匀浆的样品(如制备过程中加水,要按加水量折算),置于50ml烧杯中,加入12.5ml饱和硼砂溶液,搅拌均匀,然后用约300ml 70℃左右的热水,将试样洗入500ml容量瓶中,置沸水浴中加热15分钟,取出用冷水浴冷却,并放置到室温。

(2)乳及乳制品(不包括奶酪):称取5g(精确至0.01g)混匀的试样(牛奶等液态乳可取10～20g),置于50ml烧杯中,加入12.5ml饱和硼砂溶液,搅拌均匀,用约300ml 50～60℃左右的热水将试样移入500ml容量瓶中,于超声波清洗器中超声提取20分钟。

3. 提取液的净化 于上述提取液中,在不断转动下加入5.0ml亚铁氰化钾溶液,摇匀,再加5.0ml乙酸锌溶液,以沉淀蛋白质。加水至刻度,摇匀后放置30分钟,除去上层脂肪,上清液用滤纸过滤,去掉初滤液30ml,滤液备用。

4. 样品测定

(1)标准曲线的绘制:分别吸取0.00、0.25、0.50、0.75、1.00、1.25、1.50ml亚硝酸钠标准应用液(相当于0.00、1.25、2.50、3.75、5.00、6.25、7.50 μg亚硝酸钠)于25ml比色管中,分别加入1.0ml对氨基苯磺酸溶液,混匀,静置3～5分钟后各加入0.50ml盐酸萘乙二胺溶液,加水至刻度,混匀,静置15分钟,用2.0cm比色皿,以零管溶液为参比,于538nm波长处测定吸光度,亚硝酸钠标准系列溶液和测得的吸光度值,见表3-1。

表3-1 亚硝酸钠标准系列溶液及测得的吸光度

编 号	1	2	3	4	5	6	7
标准应用液体积(ml)	0.00	0.25	0.50	0.75	1.00	1.25	1.50
亚硝酸钠质量(μg)	0.00	1.25	2.50	3.75	5.00	6.25	7.50
吸光度(A)							

以标准系列溶液中亚硝酸钠的质量为横坐标,测得的吸光度为纵坐标,绘制标准曲线,

或计算标准曲线的直线回归方程。

(2)试样溶液的测定:吸取 20.0ml 上述滤液于 25ml 比色管中,以下操作同标准曲线的绘制,测定吸光度。同时做试剂空白。试样平行测定至少 3 份。

(3)分析结果:根据试样溶液测得的吸光度值,从标准曲线上查出或由直线回归方程求出亚硝酸钠质量,数据见表 3-2。

表 3-2 试样溶液测得的吸光度、亚硝酸钠质量和分析结果

平行测定份数	吸光度 A	质量(μg)	ω(mg/kg)
1			
2			
3			

按下面公式计算试样中亚硝酸盐(以亚硝酸钠计)的含量,并求出样品测定的平均值、标准偏差和相对标准偏差。

$$\rho = \frac{m_1 \times \frac{V}{V_1} 1000}{m \times 1000}$$

式中:ρ 为试样中亚硝酸钠的质量浓度,mg/kg;m_1 为测定用样液中亚硝酸钠的质量,μg;m 为试样质量,g;V_1 为测定用样液体积,ml;V 为试样处理液总体积,ml。

【注意事项】

1. 采集的样品最好当天及时测定,若不能及时测定,样品必须密闭、避光和低温保存。

2. 样品提取过程中加热,是为了促进样品组织中亚硝酸盐的溶出。若加热时间太短,亚硝酸盐不能完全溶出,太长又会使亚硝酸盐分解成氧化氮和硝酸,造成测得结果偏低。所以,应严格控制加热时间。

3. 处理蔬菜样品时,滤液中的色素应用活性炭脱色。

4. 亚硝酸钠标准溶液应于 4℃冰箱密闭保存。

【思考题】

1. 为什么要及时测定样品中的亚硝酸盐含量?

2. 本实验为什么要用试剂空白溶液调吸光度的零点?

3. 配制与保存盐酸萘乙二胺溶液时,应注意什么?

4. 样品提取过程中,饱和硼砂溶液的作用是什么?

(张丽萍)

实验十 紫外分光光度法测定啤酒中双乙酰含量

【目的与要求】

1. 掌握紫外分光光度法测定啤酒中双乙酰的原理。

2. 熟悉水蒸气蒸馏的基本操作技术。

3. 了解紫外-可见分光光度计的结构。

【方法原理】

啤酒样品先经水蒸气蒸馏将挥发性双乙酰分离出来,再与邻苯二胺反应生成2,3-二甲基喹喔啉,在335nm波长下,测定其吸光度。在一定实验条件下,吸光度与溶液中双乙酰浓度符合朗伯-比尔定律,据此进行定量分析。

【仪器与试剂】

1. 仪器与器皿　紫外分光光度计,石英比色皿,水蒸气蒸馏装置1套,25ml容量瓶,25ml比色管,10ml和5ml刻度吸管,100ml量筒,250ml烧杯等。

2. 试剂　盐酸溶液(c(HCl)=4.0mol/L):取浓盐酸33.3ml,用水稀释至100.0ml,混匀。邻苯二胺溶液(10.0g/L):称取邻苯二胺0.100g,用4.0mol/L盐酸溶液10.0ml溶解,摇匀,放于暗处,此溶液须当天配制与使用;若配制出来的溶液呈红色,应重新更换新试剂。有机硅消泡剂或甘油聚醚;邻苯二胺(AR),实验用水为重蒸水。

【操作步骤】

1. 水蒸气蒸馏分离　将双乙酰蒸馏器安装好,加热水蒸气发生瓶至水沸腾,通蒸汽预热后,将25ml容量瓶置于冷凝器出口接收馏出液,并用冰浴冷却。于100ml量筒中加入1~2滴消泡剂,再加入未经除气的预先冷却至5℃左右的啤酒样品100.0ml,迅速移入已预热的蒸馏器内,并用少量水冲洗量筒及带塞漏斗,盖塞。然后用水密封进行蒸馏,直至馏出液接近25ml(蒸馏需在3分钟内完成)时取下容量瓶,冷却至室温用重蒸水定容,混匀。应平行蒸馏3份样品。

2. 显色与测量吸光度　分别吸取馏出液10.0ml于两支干燥的25ml比色管中,于第一支管中加入0.50ml邻苯二胺溶液,第二支管中不加作为空白溶液,充分混匀后,同时置于暗处放置20~30分钟,然后于第一支管中加入2.0ml盐酸溶液,于第二支管中加入2.5ml盐酸溶液,混匀后,在335nm波长处,用2.0cm石英比色皿(或1.0cm石英比色皿),以空白溶液为参比测定其吸光度。平行测量3份样品。

3. 分析结果　根据下式计算啤酒中双乙酰含量:

$$\rho = k \times A_{335}$$

式中:ρ为啤酒中双乙酰质量浓度,mg/L;k为换算系数,测定用比色皿为1.0和2.0时k值分别为2.4和1.2。

【注意事项】

1. 啤酒温度对测定结果影响较大。测定的双乙酰吸光度值随啤酒温度升高而增大,所以测定时要将啤酒预先冷藏处理,使温度控制在0~5℃。

2. 在蒸馏过程中,馏出液直接与空气接触致使双乙酰被氧化,影响测定结果的准确度,必须严格控制蒸馏时间。

【思考题】

1. 用紫外分光光度法测定啤酒中双乙酰有何优缺点？
2. 分析结果的准确度主要受哪些因素的影响？

（张丽萍）

实验十一 紫外分光光度法测定蛋白质的含量

【目的与要求】

1. 掌握紫外分光光度法测定蛋白质含量的原理。
2. 熟悉紫外分光光度测定实验技术。
3. 了解紫外-可见分光光度计的基本结构。

【方法原理】

蛋白质分子结构中的酪氨酸和色氨酸残基的苯环含有共轭双键，具有吸收紫外光的性质，其最大吸收波长为 280nm 左右。在一定实验条件下，蛋白质溶液的吸光度与其浓度符合朗伯-比尔定律，据此可对蛋白质进行定量分析。

【仪器与试剂】

1. 仪器与器皿 紫外-可见分光光度计，1.0cm 石英比色皿，刻度吸管，10ml 比色管，烧杯等。
2. 试剂 生理盐水：0.9％NaCl 溶液；蛋白质标准溶液：用生理盐水溶解 1.25g 结晶牛血清白蛋白，并稀释到 250.00ml，蛋白质质量浓度为 5.00mg/ml；未知蛋白质溶液：用牛血清白蛋白或酪蛋白配制，质量浓度为 1.0～2.0mg/ml。

【操作步骤】

1. 吸收光谱曲线的绘制 吸取 2.00ml 蛋白质标准溶液于 10ml 比色管中，用生理盐水稀释至刻度，摇匀。用 1.0cm 石英比色皿，以生理盐水为参比溶液，在 200～400nm 区间，扫描吸收光谱曲线，确定最大吸收波长 λ_{max}。
2. 标准曲线的绘制 分别吸取 0.00、0.50、1.00、1.50、2.00ml 蛋白质标准溶液于 5 只 10ml 比色管中，用生理盐水稀释至刻度，摇匀。用 1.0cm 石英比色皿，以生理盐水为参比溶液，在最大吸收波长（280nm）处分别测定各标准溶液的吸光度值，数据见表 3-3。

表 3-3 标准系列溶液的浓度及测得的吸光度

编号	1	2	3	4	5
标准溶液质量浓度 ρ(mg/ml)	0.00	0.25	0.50	0.75	1.00
吸光度 A					

以标准溶液浓度为横坐标,吸光度值为纵坐标,绘制标准曲线,或求出直线回归方程。

3. 未知蛋白质溶液的测定 吸取未知蛋白质溶液 4.00ml 于 10ml 比色管中,用生理盐水稀释至刻度,摇匀。按上述方法测定 280nm 处的吸光度。平行测定 3 份样品。

4. 分析结果 根据测得被测溶液的吸光度,从标准曲线查出或由直线回归方程计算出被测溶液蛋白质的浓度,数据见表 3-4。

表 3-4 被测溶液的吸光度及蛋白质的浓度

样品平行测定份数	吸光度 A	浓度 ρ(mg/ml)
1		
2		
3		

按下面公式计算未知溶液中蛋白质的量,并计算测定的标准偏差和相对标准偏差。

$$\rho = c \times \frac{10.00}{4.00}$$

式中:ρ 为未知溶液中蛋白质的质量浓度,g/L;c 为由标准曲线确定的被测溶液蛋白质的量,mg/ml。

【注意事项】

1. 由于蛋白质的紫外吸收峰常因溶液 pH 的改变而改变,测定时未知溶液与标准溶液的 pH 要一致。

2. 紫外分光光度法测定蛋白质的准确度较差,其主要原因为不同蛋白质中酪氨酸和色氨酸的含量不同,使得不同蛋白质溶液在 280nm 的吸光系数也不同。②样品中若含有核酸,可分别测定其在 280nm 和 260nm 的吸光度值,用经验校正公式计算蛋白质的浓度。

【思考题】

1. 紫外分光光度法测定蛋白质浓度的原理是什么?

2. 紫外分光光度法测定蛋白质的定量方法中,280nm 光吸收法、280nm 和 260nm 光吸收差法各适用什么情况?

3. 紫外分光光度法测定蛋白质含量有何缺优点?

(张丽萍)

实验十二 荧光分光光度法测定尿中核黄素

【目的与要求】

1. 掌握荧光分光光度法测定核黄素的基本原理及方法。

47

2. 熟悉荧光分光光度计的使用方法。

3. 了解荧光分光光度计的结构。

【方法原理】

含有核黄素(维生素 B_2)的尿液加稀酸后,在激发光照射下可产生黄绿色荧光,在稀溶液中荧光强度与核黄素浓度成正比。先测定尿样的荧光强度,然后加入低亚硫酸钠,尿中核黄素被还原为二氢核黄素而失去荧光,再测定荧光淬灭后的荧光强度。两次读数之差值,即是尿液中核黄素的实际荧光强度,与标准比较定量。

【仪器与试剂】

1. 仪器与器皿 荧光分光光度计,20ml 具塞试管,刻度吸管等。

2. 试剂 分析纯低亚硫酸钠($Na_2S_2O_4$)。

(1)硫酸溶液(0.15%):取浓硫酸 0.3ml,加蒸馏水至 200ml。

(2)核黄素标准储备液(25.0mg/L):精密称取 25.0mg 核黄素,用少量 0.15%硫酸溶解,需要时可加热助溶,溶解后转移至 1000ml 容量瓶中,再用 0.15%硫酸溶液稀释至刻度,移至棕色瓶内,冷藏备用。

(3)核黄素标准应用液(1.0mg/L):精确吸取核黄素标准储备液 4ml,置于 100ml 容量瓶中,用 0.15%硫酸溶液稀释至刻度。临用时配制。

【操作步骤】

1. 样品 取尿样 1ml 加 0.15%硫酸溶液 19ml 于一具塞试管内,混匀,在激发光波长 420nm 和发射光波长 530nm 处测定荧光强度。记下读数(F_x)后,取 5~10mg 低亚硫酸钠直接加入比色杯内,摇匀,立即测定荧光强度并读数(F_0)。

2. 加标尿样 取尿样 1.0ml 加核黄素标准应用液 1.5ml,加 0.15%硫酸溶液 17.5ml,混匀,在同样情况下测定荧光强度,记下读数(F_{x+s}),取 5~10mg 低亚硫酸钠直接加入比色杯内,摇匀,立即测定荧光强度并读数(F_0')。

3. 结果计算 按下式计算尿中核黄素的含量:

$$\rho = \frac{F_x - F_0}{F_{x+s} - F_0' - F_x + F_0} \times (1.5 \times c_s)$$

式中:ρ 为尿样中核黄素的质量浓度,(mg/L);c_s 为标准应用液中核黄素的质量浓度,(mg/L)。

【注意事项】

1. 所有操作应尽量在暗处进行。

2. 如遇尿样混浊,难以直接读数,可将尿液按食品中核黄素测定方法稀释后,过硅镁层析柱再进行测定。

【思考题】

1. 在本实验中为什么激发波长(420nm)比发射波长(530nm)短?

2. 加入低亚硫酸钠的作用是什么？

（代兴碧）

实验十三　荧光分光光度法测定水中铝含量

【目的与要求】

1. 掌握荧光分光光度法的基本原理和方法。
2. 熟悉荧光测量、萃取等基本操作技能。
3. 了解荧光分光光度法测定条件。

【方法原理】

铝离子能与8-羟基喹啉形成配合物，用三氯甲烷萃取，铝离子-8-羟基喹啉配位物在365nm紫外光照射下产生波长为530nm的荧光，其荧光强度与铝离子浓度成正比。

【仪器与试剂】

1. 仪器与器皿　荧光分光光度计，吸量管，漏斗，50ml容量瓶，5ml、100ml量筒，125ml分液漏斗等。

2. 试剂　三氯甲烷（分析纯）

(1)铝标准溶液：准确称取16.440g分析纯硫酸铝钾[KAl(SO_4)_2·12H_2O]，溶解于水中，滴加硫酸（1:1）至溶液清澈，移至1L容量瓶中，用水稀释至刻度，摇匀，即得铝标准储备液（1.0mg/ml）；铝标准应用液（2μg/ml）用铝标准储备液逐级稀释而成。

(2)8-羟基喹啉溶液（20g/L）：称取2g8-羟基喹啉溶解于6ml冰醋酸中，用水稀释至100ml。

(3)缓冲溶液：称取醋酸铵200g，用少量蒸馏水溶解，加浓氨水70ml，稀释至1L。

【操作步骤】

1. 标准工作曲线的绘制　取125ml分液漏斗6个，于各漏斗颈中塞入少许脱脂棉，各加入50.0ml水，分别加入0.00，1.00，2.00，3.00，4.00及5.00ml铝标准应用液（2μg/ml），摇匀。沿壁分别加入8-羟基喹啉溶液和缓冲溶液各2.0ml于分液漏斗中，摇匀。于每个分液漏斗中加20ml三氯甲烷，振摇提取1分钟，注意放气。静置后放下层三氯甲烷萃取液于20ml比色管中，用三氯甲烷稀释至刻度，摇匀。

2. 未知试液的制备　取125ml分液漏斗2个，于各漏斗颈中塞入少许脱脂棉，根据水样中铝含量取一定量的水样2份于2个分液漏斗中，加纯水至50.0ml，分别加入缓冲溶液2.0ml，摇匀。其中1份加入8-羟基喹啉溶液2ml，另1份不加8-羟基喹啉溶液作为样品空白，摇匀。于每个分液漏斗中各加20ml三氯甲烷，振摇提取1分钟，注意放气。静置后放下层三氯甲烷萃取液于20ml比色管中，用三氯甲烷稀释至刻度，摇匀。

3. 测定　设置激发光波长365nm，荧光测定波长530nm，分别测定标准系列溶液、样品空白溶液和水样萃取液的荧光强度。以铝离子质量（μg）为横坐标、荧光强度为纵坐标绘制标准工作曲线或计算线性回归方程。

4. 结果处理　根据样品溶液与样品空白溶液的荧光强度差值，从工作曲线上查得相当于所含铝的质量，按下式计算水中铝含量：

$$\rho = \frac{m}{V}$$

式中：ρ 为水样中铝含量，μg/ml；m 为工作曲线上查得铝质量，μg；V 为萃取所取水样体积，ml。

【注意事项】

1. 缓冲溶液要现配现用，否则由于氨水的挥发使浓度降低，从而达不到缓冲 pH 的效果。

2. 如果水样中存在大量的 Fe^{3+}、Ti^{4+} 会使荧光强度降低，应加以分离。

3. 测定后，萃取液三氯甲烷要收集到回收瓶中，不能随意倒入水池中。

【思考题】

1. 漏斗颈塞入少许脱脂棉起什么作用？

2. 为什么用三氯甲烷振摇萃取时，一定要注意放气？

（代兴碧）

实验十四　火焰原子吸收分光光度法测定发中锌含量

【目的与要求】

1. 掌握火焰原子吸收分光光度法测定发中锌的基本原理和操作技术。

2. 熟悉原子吸收分光光度计的工作原理及火焰原子化法的操作。

3. 了解头发样品的预处理方法。

【方法原理】

经洗涤干燥处理的头发样品，用硝酸-高氯酸消化后制备成溶液，用空气-乙炔火焰原子吸收法在波长 213.9nm 处测定其吸光度，与标准溶液比较，即可求出样品中锌的含量。

【仪器与试剂】

1. 仪器与器皿　原子吸收分光光度计，锌空心阴极灯，电热板，100ml 三角锥瓶，10ml 具塞比色管，1ml、5ml 刻度吸量管。

2. 试剂　锌标准溶液（国家标准物质）；硝酸（优级纯）；高氯酸（优级纯）；混合消化液：HNO_3-$HClO_4$（4：1）。

【操作步骤】

1. **样品处理** 取枕部靠近皮肤的头发 0.2~0.5g 左右,经中性洗发液进行洗涤后,用自来水冲洗数次、纯水洗 3~4 次。于烘箱内 105℃烘干,取出冷却。用干净不锈钢剪刀将头发剪成 3~4mm 长度。称取 0.200g 头发于 100ml 三角锥瓶中,加 2 颗玻璃珠及混合消化液 5ml,放置约 30 分钟后,于电热板上逐步升温消化至溶液澄清透明(如消化不完全,取下冷却后补加适量消化液),取下放冷,加 5ml 纯水,加热除去多余的酸,当三角锥瓶中液体剩下约为 1ml 左右时取下放冷,转移至 10ml 具塞试管中,用 0.1mol/L 的稀 HNO₃ 溶液多次洗涤三角锥瓶,与消化液合并,定容后待测定。

2. **设定仪器工作条件** 测定波长 213.9nm;灯电流 5mA;狭缝 0.4nm;空气流量 6L/min;乙炔流量 1.2L/min。

3. **标准曲线的绘制** 将锌元素国家标准物质用 0.1mol/L HNO₃ 溶液经多次稀释定容后,配成锌质量浓度分别为:0.00、1.00、2.00、3.00、4.00、5.00 μg/ml 的标准系列。将标准系列依次喷入火焰,按仪器条件测定吸光度并绘制标准曲线。

4. **样品的测定** 按上述条件将样品溶液喷入火焰,测定其吸光度。按下式计算发锌含量:

$$\rho(mg/g) = \frac{c_x \times V_x}{m}$$

式中:ρ 为头发样品中锌的质量浓度,mg/g;c_x 为由标准曲线求得被测溶液锌质量浓度,μg/ml;V_x 为消解样品后定容总体积,ml;m 为称取头发样品质量,mg。

【注意事项】

1. 锌在环境中大量存在,极容易造成污染,影响实验的准确性,必须同时做试剂空白试验,给予扣除。

2. 头发清洗时间不能太长,以免将发内的锌洗出,造成测定结果偏低。

【思考题】

1. 试讨论湿法消化样品的优缺点。
2. 如果样品吸光度值超过标准曲线范围,如何解决?

(阮国洪)

实验十五　石墨炉原子吸收法测定血中铅含量

【目的与要求】

1. 掌握石墨炉原子吸收分光光度法测定血中铅的方法原理。
2. 熟悉石墨炉原子吸收分光光度计的工作原理及操作。
3. 了解血液样品的预处理方法及基体改进剂的作用。

【方法原理】

血液样品用基体改进剂稀释后直接注入石墨管中，通过程序升温将样品干燥、灰化及原子化。在283.3nm波长下测定铅基态原子蒸气的吸光度，在一定实验条件下，其吸光度与溶液中铅的浓度成正比，即 $A=Kc$，据此进行定量分析。

【仪器与试剂】

1. 仪器与器皿　原子吸收分光光度计(带石墨炉)，铅空心阴极灯，全热解石墨管，1.5ml具盖聚乙烯塑料离心管，微量移液器。

2. 试剂　硝酸(优级纯)；氯化钯(分析纯)；硝酸溶液(3∶97)；去离子水；基体改进剂由 $PdCl_2$(0.05%)、TritonX-100(0.5%)和 HNO_3 溶液(0.1∶99.9)等体积混合组成；铅标准溶液(1000 μg/ml，国家标准物质)：临用时用硝酸溶液(1∶99)逐级稀释成10 μg/ml 铅标准溶液，最后用基体改进剂稀释成0.4 μg/ml 铅标准应用溶液。

【操作步骤】

1. 样品处理　用微量移液器抽取经肝素抗凝的血样40μl，置于盛有0.36ml基体改进剂的1.5ml具盖聚乙烯塑料离心管中，充分振摇混匀。

2. 仪器工作条件　波长283.3nm，灯电流13mA，狭缝宽0.4nm，氘灯背景校正，氩气流量0.6L/min，进样体积10 μl，读数方式为峰高。石墨炉工作条件：干燥1：90℃，20秒；干燥2：120℃，20秒；干燥3：250℃，15秒；灰化：800℃，25秒；原子化(停气)：2300℃，3秒；清洗：2400℃，2秒。

3. 工作曲线的绘制　取6只塑料离心管，分别加入铅标准应用溶液0.00、10.0、20.0、30.0、40.0、50.0 μl；基体改进剂0.36、0.35、0.34、0.33、0.32、0.31ml，正常人血各加40.0μl，混匀得标准系列：铅质量浓度分别为0.00、10.0、20.0、30.0、40.0、50.0 μg/L，然后按仪器测定条件依次测定吸光度，从2~5管的吸光度减1管的吸光度为纵坐标，以铅的质量浓度(μg/L)为横坐标绘制工作曲线。

4. 样品测定　按测定工作曲线的仪器条件测定样品溶液和试剂空白溶液(40.0 μl去离子水加入0.36ml基体改进剂中)，样品吸光度减试剂空白吸光度后，由工作曲线得铅的量。

5. 结果处理　按下式计算血液中铅的浓度：

$$\rho = c \times F$$

式中：ρ 为血液中铅的质量浓度，μg/L；c 为由标准工作曲线求得稀释血样中铅的质量浓度，μg/L；F 为血液稀释倍数，本法为10。

【注意事项】

1. 铅容易进入玻璃中，加酸可以防止吸附损失。

2. 石墨炉法测铅时读数的重复性较差，可适当增加重复测定次数(3~5 次)，取其平均值。

【思考题】

1. 为什么本实验一定要加入基体改进剂？如果没有 $PdCl_2$ 及 TritonX – 100,能用其他基体改进剂吗？

2. 实验中,在原子化步骤采取停气操作的目的是什么？

(阮国洪)

实验十六 流动注射氢化物发生原子荧光法测定生物样品中硒

【目的与要求】

1. 掌握流动注射氢化物发生原子荧光法测定原理和实验技术。

2. 熟悉生物样品的处理方法。

3. 了解流动注射氢化物发生原子荧光分析仪的基本结构。

【方法原理】

在盐酸介质中,硼氢化钠将四价硒还原为硒化氢。以氩气作载气将硒化氢从母液中分离并导入石英炉原子化器中原子化。以硒特种空心阴极灯作激发光源,使硒原子发出荧光,在一定浓度范围内,荧光强度与硒的含量成正比。

血清样品经硝酸＋高氯酸混酸消化,将四价以下的无机和有机硒氧化成六价硒;用盐酸将六价硒还原为四价硒,用此法测定总硒浓度。

【仪器与试剂】

1. 仪器与器皿 原子荧光分析仪,硒特种空心阴极灯,电加热板,100ml 三角锥瓶,25ml 容量瓶,吸量管等。

2. 试剂 盐酸溶液[$c(HCl)=0.1mol/L$];硝酸＋高氯酸(1∶1);硼氢化钾溶液($\rho=7g/L$);硒标准储备液(1000mg/L,国家标准物质)。

硒标准应用液($\rho=0.05mg/L$):将硒标准储备液用 0.1mol/L 盐酸溶液稀释,储于冰箱内备用。

本方法所用试剂均为优级纯,实验用水均为纯水或去离子水,玻璃器皿均用硝酸溶液(1∶3)浸泡 12 小时,依次用自来水、蒸馏水和纯水冲洗干净。

【操作步骤】

1. 样品采集与处理 采集受检者静脉血 5ml 于 15ml 离心管中,置 37℃保温 30 分钟,以 4000r/min 离心 10 分钟,分离出血清,冷冻或冷藏保存。

取 1.00～3.00ml 血清(视硒含量高低而定)及硒标准应用液 0.00、0.10、0.50、1.00、3.00、5.00ml 分别于 50ml 三角烧瓶中,加入 2.0～4.0ml 混合酸(视取样量而定),盖上短颈小漏斗,置于电热板上低温消化,保持微沸状态 1h,然后升高温度继续消化,待出现大量高

53

氯酸烟雾,且溶液或残渣为无色为止。取下三角烧瓶,冷却至室温,用稀释液溶解残渣并定容到 25.00ml,放置 0.5 小时,待测。

2. 荧光强度的测定

严格按照仪器"操作规程",在教师指导下使用仪器,接通电源,设定好仪器条件后,预热稳定约 20 分钟。

仪器参考条件:氩气压强 0.02MPa;氩气流量:800ml/min;负高压:250~300V;灯电流:60~100mA;原子化器温度:室温或 200℃;KBH_4 流速:0.6~0.7ml/s;KBH_4 加液时间:5~6 秒;积分时间:10 秒。

分别将硒标准系列溶液和样品注入仪器氢化物发生器中,记录荧光强度值。以硒含量(μg/ml)为横坐标,荧光强度为纵坐标绘制标准曲线,从曲线上查出血样中硒含量。

3. 结果计算

$$\rho_{(se)} = \frac{c_x \times 25.00}{V}$$

式中:$\rho_{(se)}$ 为血样中硒的质量浓度(μg/ml);c_x 为标准曲线上查得的硒含量(μg/ml);V 为血样体积(ml)。

【注意事项】

1. 配制硼氢化钾溶液时,必须用碱性溶液溶解硼氢化钾。

2. 硒化氢的发生和硒的原子化受外界条件影响较大,如溶液和石英管的温度、溶液酸度、硼氢化钾浓度、载气流量等。为了保证操作条件一致,标准溶液、空白溶液、试样溶液应同时配制和同时测定。

【思考题】

1. 氢化物发生-原子荧光光谱法与氢化物发生-原子吸收光谱法的测定原理有何不同?

2. 简述选择氢化物发生-原子荧光光谱法最佳分析条件的意义。

(阮国洪)

实验十七 冷原子吸收光谱法测定尿中汞含量

【目的与要求】

1. 掌握酸性氯化亚锡还原—冷原子吸收光谱法测定尿中汞的原理和方法。

2. 熟悉测定尿中汞时样品的预处理方法。

3. 了解测汞仪的使用方法。

【方法原理】

尿样用硫酸和高锰酸钾于 50℃条件下冷消化处理,使结合态汞转变为汞离子,再用氯化亚锡将汞离子还原成元素态汞,用空气将汞蒸气吹入测汞仪的检测管内,于 253.7nm 波长下测定其吸光度,与标准比较进行定量。

【仪器与试剂】

1. **仪器与器皿** 测汞仪,汞蒸气发生瓶或大型气泡吸收管,电热恒温水浴箱,500ml 聚乙烯塑料瓶,10ml 具塞试管,100ml 容量瓶,尿比重计。

2. **试剂**

(1)高锰酸钾溶液($\rho=50g/L$):称取 5g 高锰酸钾溶于去离子水中,稀释至 100ml。

(2)盐酸羟胺溶液($\rho=200g/L$):称取 20g 盐酸羟氨溶于去离子水中,稀释至 100ml。

(3)酸性氯化亚锡溶液($\rho=200g/L$):称取 20g 氯化亚锡,临用前以 $\varphi(H_2SO_4)=1\%$ 硫酸溶解并稀释至 100ml。

(4)汞保存液:称取 0.1g 重铬酸钾溶于 $1L\varphi=5\%$ 硝酸溶液中。

(5)汞标准贮备液:准确称取 0.1354g 经干燥器干燥过的氯化汞($HgCl_2$),溶于少量汞保存液,定量转移至 100ml 容量瓶中,并稀释至刻度,汞的质量浓度(ρ)为 1.000mg/ml,于冰箱中保存。

(6)汞标准应用液:用汞保存液将汞标准贮备液稀释成 $\rho=0.2\ \mu g/ml$ 汞标准应用液。于冰箱中保存。

(7)汞吸收液:取 6ml 稀硫酸(1:1)和 $2ml\rho=50g/L$ 高锰酸钾溶液,以水稀释至 100ml。

本实验中所用试剂均为分析纯试剂,实验用水为去离子水或全玻璃蒸馏器重蒸的水。

【操作步骤】

1. **样品采集与处理**

(1)**样品采集** 用具盖聚乙烯瓶收集一次尿样,尽快测量比重。置于冰瓶中运输。置于 4℃冰箱内可保存一周。

(2)**样品处理** 尿样振摇均匀后,取 2.50ml 于汞蒸气发生瓶或大型气泡吸收管中;同时取 2.50ml 水作空白管。向各管中分别加入 2ml 高锰酸钾溶液和 1ml 硫酸,混匀,放置 5 分钟,于 45~50℃水浴中放置 2 小时后取出,冷却至室温后,在振摇下滴加盐酸羟胺溶液至紫红色恰好褪尽,敞口放置 20 分钟,供测定。

2. **仪器操作条件** 检查测汞仪与发生瓶衔接部位是否漏气,按说明书的要求调整好测汞仪。

3. **标准曲线的绘制** 取 4 只汞蒸气发生瓶或大型气泡吸收管,分别加入 0.00、0.25、0.75、1.25ml 汞标准溶液,各加水至 2.50ml,配制成含汞 0.00、0.05、0.15、0.25 μg 的汞标准系列。以下按样品处理操作。将各管依次连至测汞仪上,并检查测汞仪与汞蒸气发生瓶或大型气泡吸收管衔接部位是否漏气。用滴管迅速加入 1ml 酸性氯化亚锡溶液,立即连通抽气气路,读取最大吸光度。待指针回零后,再进行下一管样品测定。以测得的吸光度值减去空白值为纵坐标,以各管中含汞量(μg)为横坐标,绘制标准曲线。

4. **样品测定** 用测定标准系列的操作条件测定样品溶液。从所测得的吸光度值中减去空白管的吸光度值,由标准曲线查得样品管中含汞的量(μg)。如果尿样中含汞量较高,吸光度超出线性范围时,可另取一份尿样,在过量的高锰酸钾被还原后,用水稀释至 10.00ml,

取一定体积进行测定,最后计入稀释倍数。

5. 结果处理 按下式计算尿样中汞的含量:

$$\rho = \frac{m}{V} \times k$$

式中:ρ 为尿中汞的质量浓度,mg/L;m 为测得样品管中汞的质量,μg;V 为分析时所取尿样体积,ml;k 为尿样换算成标准比重下的浓度校正系数。

【注意事项】

1. 样品处理时,要先加高锰酸钾溶液,后加硫酸。因为尿样加硫酸后会发热,可使汞挥发损失。

2. 在酸性高锰酸钾条件下,尿样在 45~50℃保温 2 小时,可使结合汞全部解离出来。低于 45℃或少于 2 小时则解离不完全,会使测定结果偏低。

3. 为防止环境受到汞蒸气的污染,要用吸收液吸收排出仪器的汞蒸气。

【思考题】

1. 本实验中加入盐酸羟胺和氯化亚锡的作用是什么?
2. 为什么要对样品进行消化?

(李 静)

实验十八　离子选择电极法测定自来水中氟离子

【目的与要求】

1. 掌握离子选择电极法测定水中氟离子浓度的原理及实验方法。
2. 熟悉标准曲线法和标准加入法及操作。
3. 了解测定水中氟离子浓度的卫生意义。

【方法原理】

氟电极是一种以 LaF_3 单晶膜为 F^- 敏感膜的离子选择电极。以氟离子选择电极为指示电极,饱和甘汞电极(SCE)为参比电极,一起插入试液中,组成原电池:

(一)氟 ISE｜F⁻ 试液 ‖SCE(+)

此原电池的电动势 E 与溶液中的氟离子活度 α_{F^-} 呈 Nernst 响应,即:

$$E = K' + \frac{2.303RT}{F} \lg \alpha_{F^-}$$

实际工作中,通常向标准溶液和待测溶液中加入总离子强度调节缓冲剂(TISAB),使测定体系的离子强度相一致,离子的活度系数基本相同,此时,离子的活度可用浓度代替,25℃时,即有:

$$E = K'' + 0.059 \lg c_F$$

电池电动势与离子浓度的对数呈线性关系。

【仪器与试剂】

1. 仪器与器皿　酸度计(或离子计),氟离子选择电极,饱和甘汞电极,电磁搅拌器和磁芯搅棒,塑料小烧杯,10ml、50ml 移液管,2ml、5ml 吸量管,100ml 容量瓶。

2. 试剂

(1)氟标准贮备液[0.100mol/L]:称取 NaF(120℃烘 1 小时)0.420g 溶于水中,转移至 100ml 容量瓶,水定容至刻度,摇匀,贮于聚乙烯瓶保存。

(2)TISAB:取 57ml 冰醋酸,58gNaCl,12g 柠檬酸钠,加入到盛有 500ml 水的大烧杯中,搅拌溶解,慢慢加入[$c(NaOH)=6mol/L$]溶液(约 125ml)调节 pH 为 5.0~5.5(5.25 左右),冷至室温后,加水至 1L。

以上试剂均为分析纯,所用水均为去离子水。

【操作步骤】

1. 仪器调试及氟电极检查　按仪器使用说明书调好仪器的指示刻度。连接氟电极和饱和甘汞电极,将两电极浸入去离子水中,在电磁搅拌下不断清洗电极,需多次更换去离子水,直至水中空白电位值符合电极出厂空白值指标,数值低于出厂空白值指标的氟电极,不能使用。

2. 标准溶液系列的配制　准确吸取 0.100mol/LNaF 溶液 10.00ml 和 TISAB 液 10ml 于 100ml 容量瓶中,加去离子水定容至刻度,摇匀。用逐级稀释法配制成质量浓度为 1×10^{-2}、5×10^{-3}、1×10^{-3}、5×10^{-4}、1×10^{-4}、5×10^{-5}、1×10^{-5}、5×10^{-6}、1×10^{-6}、1×10^{-7}、5×10^{-8}mol/L 的一系列标准溶液各 100ml,逐级稀释时需加入 9ml TISAB 溶液。然后分别倒入 11 个小烧杯中(注意:小烧杯要润洗,或使用干燥的烧杯)。

3. 标准曲线的绘制　由低浓度到高浓度依次测定上述系列标准溶液的电动势 E(mV) 值,制作 $E-\lg c_{F^-}$ (mol/L)标准曲线或计算出 $E-\lg c_{F^-}$ 曲线的回归方程。

4. 水样中氟含量的测定　准确移取 50.00ml 水样于 100ml 容量瓶中,加入 TISAB 溶液 10ml,去离子水稀释至刻度。倒入一干净的干烧杯中,插入两电极,在搅拌下待电位稳定后测得电位值 E_1,加入 1.00×10^{-3}mol/L 的标准氟溶液 0.10ml 后,再测得电位值 E_2,为减小测定误差,一般"加标量"可根据使$\Delta E=E_1-E_2$ 在 10~40mV 为宜计算。

5. 结果处理

(1)根据绘制的 $E-\lg c_{F^-}$ 曲线,估计方法的线性范围和检测下限。

(2)用标准曲线法求水样中 F⁻ 含量,以 mg/L 表示,根据所测的 $E-\lg c_{F^-}$ 曲线及 E_1,从曲线上查被测水样中 F⁻ 浓度,按下式计算:

$$\rho = c_{F^-} \times \frac{V_0}{V_x} \times M_{F^-} \times 1000$$

(3)用标准加入法求水样中 F⁻ 含量,以 mg/L 表示,按下式计算:

$$\rho = c_s \frac{V_s}{V_0} (10^{\Delta E/S} - 1)^{-1} \times \frac{V_0}{V_x} \times 1000 \times M_{F^-}$$

上两式中:ρ 为水中氟的质量浓度,mg/L;c_{F^-} 为从曲线上查的被测水样中 F⁻ 浓度,mol/L;c_s 为加入的标准 F⁻ 溶液的浓度,mol/L;V_s 为加入的标准 F⁻ 溶液的体积,ml;V_0 为测试样品时的体积,100.0ml;V_x为测试水样的体积,50.00ml;M_{F^-}为氟的摩尔质量,$\Delta E = E_2 - E_1$。

【注意事项】

1. 使用前,将氟电极放在含 1×10^{-4} mol/L 或更低浓度的 F^- 溶液中浸泡 30 分钟左右,然后用去离子水清洗至电位值在 -300mV 左右。连续使用的中间空隙应浸泡在去离子水中。电极暂不使用宜风干保存。电极晶片要小心保护,切勿与尖锐物碰撞。如有油污,可用脱脂棉依次涂乙醇和丙酮轻拭,再以去离子水洗净。

2. 测量完标准溶液系列之后,应将电极在去离子水中清洗,使空白电位值与测定前相同,然后再测定样品溶液。

3. 电极的平衡时间随氟离子浓度降低而延长。测定时,如果电位在 1 分钟变化不超过 1mV 时,即可读取平衡电位值。

【思考题】

1. 简述 TISAB 组成及各成分的作用。
2. 氟离子选择电极在使用时应注意哪些问题?
3. 测定氟离子主要干扰离子有哪些?

(杨冰仪)

实验十九 阳极溶出法测定水中铜、锌、铅、镉

【目的与要求】

1. 掌握阳极溶出伏安法的基本原理。
2. 熟悉阳极溶出伏安法测定水中痕量 Cu、Zn、Pb、Cd 的方法。
3. 了解极谱仪或伏安仪的结构和使用方法。

【方法原理】

阳极溶出伏安法的测定分为两个基本过程。先将被测金属离子在一定的电压条件下,电解一定时间富集在汞膜电极或玻碳电极(同位镀汞)上;然后将电压从负往正的方向扫描,使还原的金属从电极上氧化溶出,并记录其氧化波。

阳极溶出伏安法的全过程可表示为:

$$Me^{n+} + ne + Hg \xrightleftharpoons[\text{溶出}]{\text{富集}} Me(Hg)$$

在一定条件下,溶出峰电流(i_p)与金属离子浓度(c)成正比

$$i_p = Kc$$

式中 K 为常数,在实际测量时通常用峰高(h)代替峰电流。根据氧化波的高度确定被测物的含量。

本实验以玻碳电极为工作电极(同位镀汞),Ag-AgCl 电极为参比电极,HAc-NH₄Ac 为支持电解质,在 -1.0V 处富集,然后溶出,根据溶出电位及峰高,可对 Cu、Zn、Pb、Cd 同时进

行定性、定量测量。

【仪器与试剂】

1. 仪器与器皿　极谱仪或伏安仪,记录仪,玻碳电极(或银基汞膜电极,工作电极),铂电极(辅助电极),银-氯化银电极(参比电极),电池搅拌器,50ml 容量瓶。

2. 试剂

(1)铜、铅、锌、镉标准储备液($\rho=1.00mg/ml$):准确称取高纯金属用硝酸溶液(1:1)溶解后配制成质量浓度(ρ)均为 1.00mg/ml 的溶液(或直接购于国家标准物质中心),用前根据需要作适当稀释。

(2)支持电解质:$c(HAc-NH_4Ac)=0.2mol/L$ 的缓冲溶液(pH4.5):量取 6.7ml 乙酸(36%)于 100ml 烧杯中,加入 20ml 水,用氨水(1:1)调至 pH4.5,再用水稀释至 200ml,摇匀。

(3)镀汞液:$c(HgCl_2)=1.0\times10^{-3}mol/L$ 的溶液。

【操作步骤】

1. 水样处理　清洁水样,加入支持电解质和镀汞液后可直接测定。浑浊水样需过滤,取滤液 50ml 浓缩成 2ml 左右,加适量高氯酸和硝酸(1:4),加热至无色近干,用蒸馏水洗涤至 50ml 容量瓶中,稀释至刻线。

2. 测定

(1)样品测定:移取水样 20.00ml 于 25ml 容量瓶中,加入适量 HAc-NH₄Ac 缓冲液使溶液的 pH 控制在 4~6 范围,加 $1.0\times10^{-3}mol/L$ HgCl₂ 溶液 1.0ml,稀释至刻线(若使用银基汞膜电极,无须加 HgCl₂)。将上述溶液移至 50ml 烧杯中,插入电极。将电位设置为 0.0V,通氮气(纯度 99.9%)2 分钟,将外加电压调到 -1.0V,在恒定氮气流下电积 2 分钟后,立即停止通氮气,静止 30 秒后,以 100mV/s 的速度向正电位扫描到 0.0V,同时记录待测离子的阳极溶出曲线。每个样品应重复扫描 3 次,取其平均值。水样测定完毕后向试液中加入已知量的铜、铅、镉、锌标准溶液,在完全相同的条件下重复进行电解与溶出,同样记录各待测离子的溶出曲线,测量峰高。

以 20ml 去离子水代替水样测量试剂空白,操作步骤与上述相同,记录溶出曲线。

(2)精密度的测定:移取与(1)相同的水样 20.00ml,按(1)的测定步骤,重复扫描 6 次,取测定结果的平均值,计算相对标准偏差。

(3)回收率的测定:移取与(1)相同的水样,分别加入高、中、低三种浓度的标准溶液,按(1)的测定步骤,重复扫描 6 次,取测定结果的平均值,计算加标回收率。

3. 结果处理　当加入的标准溶液体积 V_s 可忽略时:

$$\rho=\frac{(h_w-h_b)c_sV_s}{(H-h_w)V_x}$$

当加入的标准溶液体积较大,不可忽略时:

$$\rho=\frac{(h_w-h_b)c_sV_s}{(V_x+V_s)H-h_wV_x}$$

式中:ρ 为水样中铜(铅、锌、镉)等被测金属的质量浓度,mg/L;c_s 为加入标准溶液的质量浓度,mg/L;V_s为加入标准溶液的体积,ml;h_w为水样的铜(铅、锌、镉)溶出峰峰高,mm;H为水样加标准溶液后溶出峰峰高,mm;h_b为试剂空白的峰高,mm;V_x为水样体积,ml。

【注意事项】

1. 玻碳电极操作条件要求严格,电极表面的处理与沾污对波谱影响很大,故经常用无水酒精,氨水或酒精-乙酸乙酯(1:1)混合液擦拭,必要时应抛光表面。用氧化铝悬浮液(也可用 MgO 或 $CaCO_3$)在绒布上抛光。抛光后在 2mol/L HCl 中浸泡处理。

2. Ag-AgCl 电极的处理 氯化前用去污粉擦净银电极表面,用蒸馏水冲洗干净。以银电极为阳极,铂电极为阴极,外加 0.5V 电压,在 0.1mol/L 盐酸溶液中氯化,使银电极表面逐渐呈暗灰色,即得 Ag-AgCl 电极。

3. 影响峰电流大小的因素主要有:预电解时间、搅拌速度、电极面积、溶出时电位扫描速度等,所以必须使测定的各种条件保持一致。

【思考题】

1. 为什么阳极溶出伏安法可同时进行定性及定量分析?
2. 本实验溶出峰顺序如何?为什么?
3. 测定时应如何选择富集电位?

(杨冰仪)

实验二十 微分电位溶出法测定生物样品中铅和镉

【目的与要求】

1. 掌握微分电位溶出法测定铅、镉的原理。
2. 熟悉微分电位溶出法测定生物样品中铅、镉的实验方法。
3. 了解微分电位溶出仪的结构及使用方法。

【方法原理】

微分电位溶出法测定过程分为富积和溶出两个步骤。首先以玻碳电极(镀有汞膜)为工作电极,在选定的介质中,设定适当的还原电位,使样品中的 Pb^{2+}、Cd^{2+} 以汞齐的形式富集在工作电极上,然后切断恒电位电路,利用预先加在溶液中的氧化剂,使沉积在工作电极上的汞齐中的铅、镉重新氧化成为 Pb^{2+}、Cd^{2+} 而溶出。依据铅、镉的溶出峰电位定性,溶出峰高定量。其反应过程如下:

富集反应:$Pb^{2+}+2e+Hg\rightarrow Pb(Hg)$ $Cd^{2+}+2e+Hg\rightarrow Cd(Hg)$
溶出反应:$Pb(Hg)-2e\rightarrow Pb^{2+}$ $Cd(Hg)-2e\rightarrow Cd^{2+}$

【仪器与试剂】

1. 仪器与器皿 微分电位溶出仪,配备旋转玻碳电极、饱和甘汞电极和铂电极和电解池;50ml 烧杯;0.5ml、1ml、2ml、5ml 移液管;50ml、100ml 容量瓶;5ml、10ml 具塞试管;20μl

微量移液器;100ml聚乙烯塑料瓶。所用玻璃器皿用前需经硝酸溶液(1:1)浸泡过夜,用纯水冲洗干净,烘干后备用。

2. 试剂

氯化汞溶液[$\rho(HgCl_2)=1.0mg/ml$]:称取100mg氯化汞,用$\varphi(HNO_3)=1\%$的硝酸溶液溶解,定容至100ml容量瓶中。

铅标准贮备液[$\rho(Pb^{2+})=1.00mg/ml$,国家标准物质];镉标准贮备液[$\rho(Cd^{2+})=1.00mg/ml$,国家标准物质]。

铅、镉标准应用液[$\rho(Pb^{2+},Cd^{2+})=1.00\,\mu g/ml$]:使用时用硝酸溶液(1:99)稀释贮备液而成。

盐酸、乙醇、氯化钾、氯化汞和氯化铵等为分析纯;硝酸为优级纯。

【操作步骤】

1. 样品的采集

(1)尿样:用聚乙烯塑料瓶收集尿样,测定其比重和体积,按100:1的比例在尿样中加入盐酸,4℃冰箱中保存。

(2)血样:采静脉血,置于预先加入抗凝剂(如肝素锂或肝素钠)的具塞试管内,充分混匀,4℃冰箱中保存。

(3)发样:取枕部距头皮2~5cm的发段。

2. 样品的预处理

(1)尿样:取适量体积的尿样,可直接测定。

(2)血样:准确移取0.4ml血样于50ml烧杯中,加入5.0ml硝酸(1:1)和1.0ml高氯酸,加盖表面皿,在电热板上加热消化。待消化完毕,用纯水溶解残留物,并转移至10ml具塞试管中,定容、混匀。同时,取与消化样品相同量的硝酸和高氯酸,按照相同的处理方法,做消化空白。

(3)发样:称取0.1000g已洗净、干燥后的发样于50ml烧杯中,加入2.0ml硝酸,0.5ml高氯酸,加盖表面皿,在电热板上加热消化。其余分析步骤与血样相同。

3. 玻碳电极的预处理　将玻碳电极浸泡在1:1硝酸中,数分钟后取出,用纯水洗净。再将1:1乙醇滴在滤纸上,旋转下擦洗电极,其后用纯水将玻碳电极冲洗干净。

4. 测定

(1)仪器工作条件:仪器工作条件见表3-5。根据样品中铅镉含量可以适宜的富集时间和灵敏度挡。

表3-5　微分电位溶出仪的工作条件

仪器条件	镀　汞	测　定
电解电位(V)	−1.10	−1.30
富集时间(秒)	40	预实验确定
上限电位(V)	−0.90	−1.30
下限电位(V)	−0.10	−0.20
灵敏度	100	100

（2）玻碳电极预镀汞膜：于 50ml 烧杯中，加入 1.0mg/ml 氯化汞溶液 0.4ml、0.4ml 饱和氯化钾溶液和 6mol/L 盐酸溶液 0.1ml，加入纯水至 20ml，摇匀。插入电极，按照表 3-5 设定的仪器条件镀汞膜，反复进行 4 次。

（3）尿样测定：①另取一只 50ml 烧杯，加入一定体积（视尿中铅、镉的浓度而定）酸化后的混匀尿样，加入 1.0mg/ml 氯化汞溶液 0.4ml、0.4ml 饱和氯化钾溶液和 6mol/L 盐酸溶液 0.1ml，加入纯水至 20ml，混匀。按参照表 3-5 设定的仪器条件测定样品溶液中铅、镉的溶出峰高，重复测定 3 次；②在上述已测定铅、镉溶出峰高的样品溶液中，加入 1.0 μg/ml 铅标准应用液 40 μl 和 1.0 μg/ml 镉标准应用液 20 μl（即铅、镉的加入量分别为 40ng 和 20ng），摇匀。连续加标 3～5 次，每次加标后在相同条件测定加标后样品溶液中铅、镉的溶出峰高，每次加标均重复测定 3 次；③用水代替尿样，按照样品溶液的测定方法做试剂空白实验，测定铅、镉的空白溶出峰高。

（4）血样和发样中铅、镉的测定：①另取一只 50ml 烧杯，加入一定体积（视血或发样中铅、镉的浓度或含量而定）已处理好的血样或发样，加入 3.0ml 2mol/L 氯化铵溶液，加入纯水至 20ml，摇匀。分别按照表 3-5 中设定的仪器条件测定其中铅或镉的溶出峰高，重复测定 3 次；②在上述已测定铅、镉溶出峰高的样品溶液中加入标准溶液，血样中加入 1.0 μg/ml 铅标准应用液 400 μl 和 1.0 μg/ml 镉标准应用液 20 μl（即铅、镉加入量分别为 400ng 和 20ng）；发样中加入 1.0 μg/ml 铅标准应用液 400 μl 和 1.0 μg/ml 镉标准应用液 200 μl（即铅、镉的加入量分别为 400ng 和 200ng），摇匀。连续加标 3～5 次，每次加标后相同条件下测定加标后样品溶液中铅、镉的溶出峰高，每次加标均重复测定 3 次；③取相同量的消化空白，按照样品溶液的测定方法做试剂空白实验，可得到血样或发样的空白溶出峰高。

（5）结果处理：以加入铅、镉的量为横坐标，其相应的铅、镉溶出峰高的均值为纵坐标，绘制标准曲线，并计算回归方程。

按下式计算生物样品中铅（镉）的质量浓度：

$$\rho_1(\mu g/L) = \frac{m}{V} \times k$$

$$\rho_2(\mu g/L) = \frac{m}{V} \times \frac{10.00}{V_x}$$

$$\rho(\mu g/g) = \frac{m}{W} \times \frac{10.00}{V_x}$$

式中：ρ_1 为尿中铅（镉）的质量浓度；ρ_2 为血中铅（镉）的质量浓度；ρ 为发中铅（镉）的质量浓度；m 为按回归方程计算的样品中铅（镉）的质量，ng；V 为分析时所取样品体积，ml；V_x 为分析时所取预处理好的血样或发样体积，ml；W 为发样的质量，mg；k 为尿样换算成标准比重（1.02）下的质量浓度校正系数。

【注意事项】

1. 采样和分析过程中，应注意避免铅和镉的污染。

2. 由于个体差异的存在，不同个体间生物样品中铅、镉的含量会有较大差别，在实际分析过程中，应依据所测样品中铅、镉浓度的高低，调整仪器工作条件，以满足分析的要求。

3. 镀汞结束后，应注意检查汞膜是否均匀完整。

【思考题】

1. 测定生物样品中铅、镉含量有何实际意义？
2. 与标准曲线法相比,标准加入法适合何种样品的分析？
3. 微分电位溶出法与阳极溶出伏安法测定铅和镉有何异同点？

(杨冰仪)

实验二十一　气相色谱法测定水中苯系物

【目的与要求】

1. 掌握气相色谱法测定苯系物的原理及实验方法。
2. 熟悉内标标准曲线法的定量方法。
3. 了解气相色谱仪的基本结构和使用方法。

【方法原理】

苯、甲苯等苯系物在弱极性或中等极性(OV-101 或有机皂土和邻苯二甲酸二壬酯混合固定液等)固定相上的分配系数不同,随着流动相的推移,各组分在两相中经过反复多次的分配发生差速迁移,最后达到分离。它们以沸点不同由低到高先后流出色谱柱。由于在气相色谱中的保留时间不同,因此用保留时间对样品中的苯系物进行定性分析,用峰面积进行定量分析。

试样中苯系物由二硫化碳(CS_2)萃取后,经气相色谱分离,火焰离子化检测器检测。以氯苯作内标物,采用内标标准曲线法进行定量。

【仪器与试剂】

1. 仪器与器皿　气相色谱仪;色谱柱:玻璃(或不锈钢)柱,内径 3～4mm,长 2m;固定相:3％有机皂土和 2.5％邻苯二甲酸二壬酯,101 酸洗白色担体(或 102 型白色担体),67～80 目;或宽口径石英毛细管柱,长 30m,内径 0.52mm,内壁涂 5％ OV-101Chromosorb W-HB 固定液;检测器:火焰离子化检测器;数据记录装置:记录仪/积分仪/色谱工作站;10 μl 微量注射器;10ml 容量瓶。

2. 试剂

(1)苯、甲苯、氯苯(均为色谱纯试剂)。

(2)二硫化碳:若在苯系物出峰位置有干扰峰,按下法提纯:①配制甲醛-硫酸溶液:在100ml 浓硫酸中慢慢加入 1ml 40％甲醛溶液,不断摇匀。②取 250ml CS_2 放入分液漏斗中,加 10ml 甲醛-硫酸溶液,充分振摇 5 分钟,静置分层后弃去水相。再依次用 10ml 和 5ml 甲醛-硫酸溶液洗涤萃取,静置分层后弃去水相,加热蒸馏洗过的 CS_2,收集 46～47℃馏分。经色谱检查无干扰峰时即可使用。

(3)标准贮备液配制:于 3 支 10ml 容量瓶,分别加入 1.15ml 苯(比重为 0.8777)、

1.15ml 甲苯(比重为 0.8650)、2.50ml 氯苯(比重为 1.107),用 CS₂ 定容至刻度,摇匀。贮备液质量浓度分别为:苯 100.9mg/ml、甲苯 99.5mg/ml、氯苯 276.8mg/ml。

【操作步骤】

1. 样品处理　用移液管取水样 25ml(含苯、甲苯 20~25 μg)于 125ml 分液漏斗中,加 5.0ml CS₂,振摇 1 分钟(注意多次放气),静置分层,分出下层 CS₂ 层于具塞试管中。取萃取液 1.0ml 于 10.0ml 容量瓶中,加入氯苯 20 μl,用 CS₂ 定容至 10.0ml,备用。

2. 测定

(1)色谱条件:FID 检测器;柱温:80℃,检测器温度:180℃,气化室温度:140℃;气体流量:氮气 25ml/min,氢气 60ml/min,空气 550ml/min(氢气和空气最佳流速比约为 1:10)。

(2)标准系列的配制:取 5 支 10ml 的容量瓶,分别加入苯、甲苯标准贮备液 10、20、30、40、50 μl,各管中均加入氯苯 20 μl,用 CS₂ 定容至刻度,摇匀。

(3)标准系列的测定:将标准系列由低到高浓度依次进样 1.0 μl,得各标样的色谱图及各组分的保留时间。

(4)样品测定:在相同色谱条件下,进样品试液 1.0 μl,得样品色谱图。

3. 结果处理

(1)将样品中各组分的保留时间与标样中各组分的保留时间进行比较,对样品中各组分进行定性分析。

(2)标准曲线的绘制:由标准系列色谱图分别测量各组分的峰面积,计算苯、甲苯与内标物氯苯的峰面积之比,以峰面积之比对浓度作图,分别得到苯、甲苯的两条内标标准曲线。

(3)测量样品萃取液色谱图各组分的峰面积,计算苯、甲苯与内标物氯苯的峰面积之比,根据样品萃取液中相应色谱峰对氯苯的峰面积之比,分别从苯和甲苯的内标标准曲线中查得苯、甲苯的浓度。

样品中各组分的质量浓度计算如下:

$$\rho(mg/ml) = W \times \frac{10}{V_2} \times \frac{5}{V_1}$$

式中:ρ 为苯系物质量浓度,mg/ml;W 为内标标准曲线上查得的样品管中各组分的浓度,mg/ml;V_1 为水样体积,ml;V_2 为取样品萃取液体积,ml。

【注意事项】

1. 用 CS₂ 萃取水样时,因 CS₂ 比重大,静置分层后在分液漏斗的下层。从分液漏斗的下部放出下层萃取液时,应打开分液漏斗盖。

2. CS₂ 极易挥发,取样后应立即盖好试管塞和容量瓶塞。

3. 内标标准曲线法定量,各标准管和试样管中加入内标物氯苯的量必须相同。每次测定取的试样量也必须相同。

【思考题】

1. 内标标准曲线法定量的依据是什么?为什么各标准管和试样管中加入内标物氯苯

的量必须相同？每次测定取的试样量也必须相同？

2.试述内标法和外标法定量的优缺点,内标标准曲线法比内标法又有何优越性？

3.试解释苯、甲苯、氯苯流出的先后顺序。

(吴拥军)

实验二十二　顶空气相色谱法测定血中乙醇的含量

【目的与要求】

1.掌握气相色谱法测定乙醇的基本原理。

2.熟悉血液中乙醇的定性及定量分析方法。

3.了解顶空气相色谱法的使用条件。

【方法原理】

乙醇具有挥发性,用顶空气相色谱火焰离子化检测器进行检测,以叔丁醇为内标,以相对保留时间定性,用峰面积比进行定量分析。

【仪器与试剂】

1.仪器与器皿　气相色谱仪(配火焰离子化检测器),顶空进样器(配1ml定量进样环),10ml样品瓶,硅橡胶垫,密封钳,铝帽,100 μl、1000 μl精密移液器。

2.试剂

(1)乙醇标准贮备液:精密称取适量色谱纯乙醇,用去离子水配制成10.0mg/ml乙醇标准贮备液。

(2)乙醇标准使用液:将乙醇标准贮备液用去离子水稀释,分别得0.10、0.20、0.50、0.80、1.00、2.00、3.00 μg/ml乙醇标准使用液。

(3)叔丁醇标准贮备液:精密称取适量色谱纯叔丁醇,用去离子水配制成5.0mg/ml叔丁醇标准贮备液。

(4)叔丁醇标准工作液:将叔丁醇标准贮备液用去离子水稀释,得40.0 μg/ml叔丁醇内标标准工作液。

【操作步骤】

1.样品处理　准确移取血样0.10ml及叔丁醇标准工作液0.50ml,置于样品瓶内,盖上硅橡胶垫,用密封钳加封铝帽,混匀。

2.顶空气相色谱测定参考条件　色谱柱:适宜醇类分离的石英毛细管柱(30m×0.32mm×1.8 μm);柱温:恒温40℃;载气流量:高纯氮气8ml/min;进样口温度:150℃;检测器温度:250℃;加热箱温度:65℃;定量环温度:105℃;传输线温度:110℃;气相循环时间:3.5分钟;样品瓶加热平衡时间:10.0分钟;样品瓶加压平衡时间:6秒;定量环充满时间:6秒;定量环平衡时间:3秒。

3. 定性测定 样品溶液按照顶空气相色谱测定条件测定,以叔丁醇为内标,计算色谱峰的相对保留时间,将样品色谱峰的相对保留时间与乙醇标准对照品的相对保留时间比较,进行定性分析。

4. 定量测定 移取 0.10、0.20、0.50、0.80、1.00、2.00、3.00 μg/ml 乙醇标准溶液各 0.10ml,分别加入 40.0 μg/ml 的叔丁醇内标物 0.50ml,混匀。以乙醇标准溶液浓度为横坐标,乙醇与叔丁醇的峰面积比为纵坐标绘制工作曲线,对样品进行定量分析。血液样品中乙醇浓度可按下式计算:

$$\rho_{样} = \frac{A_{样} \times A_{标i} \times \rho_{标}}{A_{标} \times A_{样i}}$$

式中:$\rho_{样}$ 为血液样品中乙醇质量浓度,mg/ml;$A_{样}$ 为血液样品中乙醇的峰面积;$A_{标}$ 为标准溶液中乙醇的峰面积;$A_{标i}$ 为标准溶液中内标物的峰面积;$A_{样i}$ 为血液样品中内标物的峰面积;$\rho_{标}$ 为标准溶液中乙醇的质量浓度,mg/ml。

【注意事项】

1. 实验过程中血液样品应采用抗凝剂处理以避免出现凝血现象。
2. 内标物叔丁醇中不应含有乙醇成分。
3. 加样的准确性及重现性会直接影响实验结果。

【思考题】

1. 顶空气相色谱法适用于哪些样品的测定?
2. 实验中采用内标法-校准曲线进行含量测定,试问内标法测定的优点及内标物选择的原则?

(吴拥军)

实验二十三 气相色谱法测定小麦粉中过氧化苯甲酰

【目的与要求】

1. 掌握用气相色谱法测定小麦粉中过氧化苯甲酰的基本原理。
2. 熟悉气相色谱法测定过氧化苯甲酰的操作技术。
3. 了解小麦粉预处理的方法。

【方法原理】

小麦粉中的过氧化苯甲酰在酸性条件下生成苯甲酸,以酸性石油醚提取并用气相色谱法测定,用保留时间定性,峰面积定量。

【仪器与试剂】

1. 仪器与器皿 气相色谱仪(配火焰离子化检测器),恒温培养箱,10 μl 微量注射器,天平,100ml 具塞三角瓶,磁力搅拌器。

2. 试剂

(1)酸性石油醚:在 500ml 石油醚(分析纯)加入 15ml 冰醋酸,混匀。

(2)苯甲酸标准贮备液:准确称取苯甲酸(基准试剂)0.1000g,用丙酮溶解并转移至 100ml 容量瓶中,定容,即得 1000 μg/ml 标准贮备液。

(3)苯甲酸标准使用液:将上述苯甲酸标准贮备液逐级稀释,分别配制成 0.00、5.00、10.00、15.00 和 20.00 μg/ml 的苯甲酸标准使用液。

【操作步骤】

1. 样品处理　准确称取小麦粉试样 5.00g,移入具塞三角瓶,加入 30ml 酸性石油醚,以磁力搅拌器将试样分散,于 30℃恒温放置,每隔 15 分钟搅拌一次。4 小时后样品溶液经过滤漏斗过滤,收集滤液于 50ml 容量瓶中。分数次用酸性石油醚将三角瓶中残余试样尽量洗入过滤漏斗,收集滤液于容量瓶中;最后以少许酸性石油醚淋洗过滤漏斗中的试样残渣并用以定容,待测。

2. 气相色谱测定参考条件　色谱柱:玻璃填充柱(内径 3mm,长 2m,涂布 5%(m/m)DEGS+1%磷酸固定液的 Chromosorb W/AW DMCS(60~80 目));气体流量:氮气 50ml/min、氢气 50ml/min、空气 500ml/min;柱温:升至 160℃恒温 10 分钟,以 10℃/min 的升温速率程序升温至 190℃,并保持恒温 40 分钟;气化室温度:250℃;检测器温度:250℃。

3. 标准曲线的绘制　用微量注射器分别移取不同质量浓度的苯甲酸标准使用液 2.0 μl,注入气相色谱仪。以苯甲酸浓度为横坐标,苯甲酸峰面积为纵坐标,绘制标准曲线。

4. 定量测定　用微量注射器吸取 2.0 μl 试样待测溶液,注入气相色谱仪,以试样的苯甲酸峰面积对试样进行定量。

样品中过氧化苯甲酰含量可按下式计算:

$$\rho = \frac{c \times V}{m \times 1000} \times 0.992$$

式中:ρ 为样品中的过氧化苯甲酰质量浓度,g/kg;c 为由标准曲线上查出的样品待测液中相当于苯甲酸的质量浓度,μg/ml;V 为样品提取液的体积,ml;m 为样品的质量,g;0.992 为苯甲酸换算成过氧化苯甲酰的换算系数。

【注意事项】

1. 本法操作步骤多,过程烦琐,测定影响因素较多,应注意操作的正确性。

2. 本法前处理简单,若所进样品中脂溶性物质太多,柱分离要求高,色谱柱易受污染。

【思考题】

1. 如何保证测定结果的准确性及重现性?

2. 在计算公式中为什么要乘以 0.992?

(吴拥军)

实验二十四　薄层色谱法测定饮料中的合成色素

【目的与要求】

1. 掌握薄层色谱法的基本原理。
2. 熟悉薄层色谱法的操作技术。
3. 了解薄层色谱法测定饮料中合成色素的实际应用。

【方法原理】

在酸性条件下用聚酰胺吸附试样中的色素，由于聚酰胺对天然色素和合成色素的吸附能力不同，可先用甲醇-甲酸溶液将天然色素洗脱，然后在碱性条件下将合成色素解吸，浓缩，点样于薄层板上，薄层色谱分离，根据比移值(R_f)与标准物质比较，进行定性分析。

【仪器与试剂】

1. 仪器与器皿　垂熔漏斗 G3，玻璃毛细管，抽气装置，层析缸，玻璃板(5cm×20cm)，电吹风机，研钵，烧杯，玻棒等。

2. 试剂

(1)可溶性淀粉；聚酰胺粉(200 目)；硅胶 G；50％乙醇；200g/L 柠檬酸溶液；pH6 的水：将蒸馏水用柠檬酸溶液调 pH 至 6；甲醇-甲酸溶液(6∶4)。

(2)乙醇-氨溶液：用移液管吸取氨水 1ml 于 100ml 的容量瓶中，加 70％乙醇溶液至刻度。

(3)展开剂Ⅰ：甲醇-乙二胺-氨水(10∶3∶2)，用于苋菜红和胭脂红的分析。

(4)展开剂Ⅱ：甲醇-氨水-乙醇(5∶1∶10)，用于靛蓝和亮蓝的分析。

(5)展开剂Ⅲ：柠檬酸溶液(25g/L)-氨水-乙醇(8∶1∶2)，用于柠檬黄和其他合成色素的分析。

(6)合成色素标准溶液的制备(1.00mg/ml)：准确称取按其纯度折算为 100％质量的赤藓红、胭脂红、新红、苋菜红、柠檬黄、日落黄、亮蓝、靛蓝各 0.1000g，加少量 pH6 的水溶解，再移至 100ml 容量瓶中，定容至刻度，放入 4℃冰箱待用。

(7)合成色素标准使用溶液(0.10g/ml)：临用时吸取合成色素标准溶液各 5.0ml，分别置于 50ml 容量瓶中，加 pH6 的水稀释至刻度。

【操作步骤】

1. 薄层板的制备　取干净的玻璃板一块，用少量酒精擦拭干净，晾干。称取 0.4g 可溶性淀粉、1.6g 聚酰胺粉及 2g 硅胶 G，置于合适的研钵中，加 15ml 水研匀后，立即均匀地涂布于薄层板上(厚度为 0.25～0.5mm)。室温晾干后，置于 80℃的烘箱中干燥 1 小时，置干燥器中备用。

2. 样品预处理　称取 50.0g 样品于 100ml 烧杯中。汽水需加热搅拌驱除二氧化碳，若为含酒精的饮料可加入碎瓷片数块,加热除去乙醇。将上述溶液加热至70℃,用200g/L柠檬酸溶液调pH至4,加入0.5~1.0g聚酰胺粉充分搅拌,如溶液仍有颜色,可再加聚酰胺粉使溶液呈无色,即色素被完全吸附。将吸附色素的聚酰胺全部转入垂熔漏斗中慢慢地过滤,用pH4的70℃热水反复洗涤(20ml/次),边搅拌边洗。若含有天然色素,用甲醇-甲酸溶液洗涤1~3次(20ml/次),洗至洗液为无色。再用70℃热水充分搅拌洗涤,至洗液为中性。然后用乙醇-氨溶液分次解吸全部色素,收集全部解吸液,于水浴上驱氨并浓缩至2ml,移入5ml容量瓶中,用50%乙醇洗涤容器,洗液并入容量瓶中并稀释至刻度。

3. 点样　在距离聚酰胺薄板一端2cm处用铅笔轻轻做标记,表示起始线。用玻璃毛细管将样品点在起始线中央,可重复点2~3次,每次可用电吹风机吹干,用同样的方法在样品左右两边点色素标准溶液,斑点的间距为2.0cm,斑点直径不超过2.5mm为宜。

4. 展开　根据不同的试样选择展开剂,取适量的展开剂加入层析缸内,液层约为0.5~1.0cm。先将薄层板放入层析缸内但不浸入展开剂中,盖好盖板使缸内被展开剂蒸气饱和10~15分钟。再将薄层板点样的一端迅速放入展开剂中,并斜靠于层析缸内壁展开。待展开剂前沿距薄层板上端2.0cm时,立即取出,晾干。计算样品及标准品的R_f值,与标准品R_f值进行比较,进行定性分析。

【注意事项】

1. 聚酰胺薄板活化后应放入干燥器内备用,如放置时间过长,需再次活化后使用。
2. 试样展开时,展开剂不能浸没起始线。
3. 点样时不能将薄层板戳穿。
4. 使用后的展开剂不能重复使用。

【思考题】

1. 薄层色谱法展开前预饱和的目的是什么?
2. 影响R_f值的主要因素有哪些?

(周华芳)

实验二十五　高效液相色谱法测定尿中马尿酸和甲基马尿酸

【目的与要求】

1. 掌握高效液相色谱法测定尿中马尿酸和甲基马尿酸的原理及方法。
2. 熟悉尿中马尿酸和甲基马尿酸的样品处理方法。
3. 了解尿样标准浓度校正方法。

【方法原理】

尿液加盐酸酸化后,用乙酸乙酯萃取其中的马尿酸和甲基马尿酸,以含少量乙酸(0.5%)的磷酸氢二钾溶液与甲醇(7:3)的混合溶剂作为流动相,反相C_{18}色谱柱分离,紫外检测器检测。依据马尿酸和甲基马尿酸的保留时间定性,峰面积定量,在马尿酸和甲基马尿酸各自的标准曲线的线性范围内,依据其各自所测得的峰面积与其含量间的线性关系进行定量分析。

【仪器与试剂】

1. 仪器与器皿 高效液相色谱仪,紫外检测器,旋涡混合器,离心机,50ml、1000ml 容量瓶,0.5ml、1ml、5ml 刻度吸管,5ml 离心管,10ml 具塞试管,0.45 μm 滤膜,100ml 聚乙烯塑料瓶。

2. 试剂 马尿酸、甲基马尿酸和甲醇均为色谱纯试剂。盐酸、冰醋酸、氯化钠、乙酸乙酯和磷酸氢二钾($K_2HPO_4 \cdot 3H_2O$)均为分析纯试剂。

马尿酸和甲基马尿酸标准溶液(1.0mg/ml):分别称取马尿酸和甲基马尿酸各 50.0mg,分别用纯水溶解,并转移至 2 个 50ml 容量瓶中,用纯水稀释至刻度。4℃保存备用。

盐酸溶液(6mol/L)。

【操作步骤】

1. 流动相的配制 称取 2.28 克磷酸氢二钾($K_2HPO_4 \cdot 3H_2O$),加入少量纯水溶解,并转移至 1000ml 容量瓶中,加入 5ml 冰醋酸,用纯水稀释至刻度。将此溶液与甲醇按照 7:3 的比例混匀,经 0.45 μm 滤膜过滤,脱气后备用。

2. 样品的采集 用聚乙烯塑料瓶收集甲苯、二甲苯接触者的班后尿液,尽快测定其比重和体积,按 100:1 的比例在尿样中加入盐酸,4℃冰箱中可保存两周。

3. 样品的预处理 移取 1.0ml 尿样于 10ml 离心管中,加入 0.1ml 6mol/L 盐酸溶液、0.3g 氯化钠和 4.0ml 乙酸乙酯,于旋涡混合器上混合 30 秒,然后以 1000r/min 的速度离心 5 分钟。移取 0.4ml 上层溶液(乙酸乙酯层)于 10ml 具塞试管中,用氮气将溶剂吹干,加入 1.0ml 纯水,充分溶解残留物,经 0.45 μm 滤膜过滤后进高效液相色谱仪分析。

4. 标准系列的配制 取 8 支 5ml 离心管分别按表 3-6 移取马尿酸、甲基马尿酸标准溶液,加入纯水至 1ml,摇匀。待测。

表 3-6 马尿酸和甲基马尿酸标准系列溶液

编号	1	2	3	4	5	6	7	8
马尿酸(ml)	0.00	0.10	0.20	0.30	0.40	0.50	0.30	0.00
甲基马尿酸(ml)	0.00	0.10	0.20	0.30	0.40	0.50	0.00	0.30
水(ml)	1.00	0.80	0.60	0.40	0.20	0.00	0.70	0.70

5. 测定

(1)色谱参考条件:色谱柱:C_{18}柱,150mm×4.6mm,5 μm;流动相:含 0.5% 冰醋酸的磷酸氢二钾溶液+甲醇(7+3);流速:1ml/min;柱温:室温;紫外检测器:检测波长为 254nm。

(2)工作曲线的绘制:将上述已制备好的不同质量浓度的马尿酸和甲基马尿酸标准系列按照样品的预处理方法进行处理。依据已选定的色谱条件,将高效液相色谱仪调节至最佳状态,分别取 20 μl 已处理好的不同浓度的马尿酸和甲基马尿酸标准系列,依次进样分析。

依据马尿酸和甲基马尿酸的保留时间定性,峰面积定量。每个浓度重复测定 3 次,计算峰面积的均值。以标准系列中马尿酸或甲基马尿酸的含量为横坐标,其相应的峰面积的均值为纵坐标,绘制工作曲线,并计算回归方程。

(3)样品的测定:取已处理好的样品溶液 20 μl 注入高效液相色谱仪进行分析,重复测定 3 次,计算峰面积的均值。依据色谱峰的保留时间定性,根据峰面积从工作曲线上查出样品溶液中马尿酸或甲基马尿酸的含量,或代入回归方程中进行计算。

6. 结果处理　按下式可计算出尿中马尿酸或甲基马尿酸的质量浓度。

$$\rho(mg/L) = \frac{m \times 1000}{V} \times k \times 10$$

式中:ρ 为尿中马尿酸或甲基马尿酸的质量浓度;m 为由工作曲线查得的马尿酸或甲基马尿酸的量(mg),V 为分析时所取尿样体积(ml),k 为尿样换算成标准比重(1.020)下的浓度校正系数。

$$k = \frac{1.020 - 1.000}{\text{实测比重} - 1.000}$$

【注意事项】

1. 采集的尿样按 100∶1 的比例加入盐酸,也可以按此比例加入百里酚,4℃冰箱中可保存两周。因此,采样后样品应尽快分析。再者,尿样在分析前应充分摇匀。

2. 尿样酸化,用乙酸乙酯提取,将样品提取液蒸干,室温下保存,至少可以稳定半年。

3. 在样品预处理过程中,通入氮气使溶剂挥发时,应注意控制氮气气流的大小,以免样品溅射,造成待测物质的损失。

【思考题】

1. 实验结果中,如果马尿酸和甲基马尿酸的分离度很好,但分析时间过长,请问可采取何种方法进行调整?

2. 实验过程中,若室温波动较大,对马尿酸和甲基马尿酸的保留时间有何影响?

3. 测定马尿酸和甲基马尿酸的尿样为什么要酸化处理?

(潘洪志)

实验二十六　高效液相色谱法测定饮料中山梨酸、苯甲酸和糖精钠

【目的与要求】

1. 掌握高效液相色谱法测定饮料中糖精钠、苯甲酸和山梨酸的原理和方法。

2. 熟悉饮料中糖精钠、苯甲酸和山梨酸的样品处理方法。

3. 了解高效液相色谱仪的基本结构与使用方法。

【方法原理】

样品除去二氧化碳和乙醇后,调 pH 至近中性,过滤后进高效液相色谱仪,经反相 C_{18} 液相色谱柱分离后,紫外检测器 230nm 波长处检测。以色谱峰的保留时间定性,利用色谱峰

面积在一定范围内与浓度呈线性关系而进行定量分析。

【仪器与试剂】

1. 仪器与器皿 高效液相色谱仪,配备紫外检测器,旋涡混合器,离心机,恒温水浴箱,50ml 容量瓶,移液管,50ml 烧杯,比色管,微量进样器,微孔滤膜(0.45 μm)。

2. 试剂

(1)稀氨水(1∶1);碳酸氢钠溶液:20g/L;甲醇(色谱纯)。

(2)糖精钠标准储备溶液(10.0mg/ml):准确称取于 120℃ 烘干 4 小时后的糖精钠($C_6H_4CONNaSO_2 \cdot 2H_2O$)0.5000g,加水溶解后定容至 50ml。

(3)苯甲酸标准储备溶液(5.0mg/ml):准确称取 0.2500g 苯甲酸,加碳酸氢钠溶液 25ml,加热溶解,定容至 50ml。

(4)山梨酸标准储备溶液(5.0mg/ml):准确称取 0.2500g 山梨酸,加碳酸氢钠溶液 25ml,加热溶解,定容至 50ml。

(5)标准混合使用液(含糖精钠 1.0mg/ml,苯甲酸 0.5mg/ml,山梨酸 0.5mg/ml):准确吸取各标准储备溶液 5.0ml,加水定容至 50ml。

(6)亚铁氰化钾溶液:称取 106g 亚铁氰化钾[$K_4Fe(CN)_6 \cdot 3H_2O$]加水至 1000ml。

(7)醋酸锌溶液:称取 220g 醋酸锌[$Zn(CH_3COO)_2 \cdot 2H_2O$]溶于少量水中,加入 30ml 冰醋酸,加水稀释至 1000ml。

【操作步骤】

1. 样品处理

(1)碳酸饮料、果酒、葡萄酒等:称取 10g 样品(准确至 0.001g),放入小烧杯中,微微加热搅拌除去二氧化碳和乙醇,用稀氨水调节 pH 至近中性,倒入 50ml 容量瓶中,加蒸馏水定容至刻度,混匀,用微孔滤膜(0.45 μm)过滤,滤液备用。

(2)乳饮料、植物蛋白饮料等:称取 10g 样品(准确至 0.001g)于 50ml 容量瓶中,加入 2ml 亚铁氰化钾溶液,混匀,再加入 2ml 醋酸锌溶液,混匀,沉淀蛋白质,加蒸馏水定容至刻度。4000r/min 离心 10 分钟,取上清液,用微孔滤膜(0.45 μm)过滤,滤液备用。

2. 配制标准系列

取 6 只 10ml 比色管(或容量瓶)分别编上号码,按表 3-7 配制标准系列。

表 3-7 标准系列配制

编号	0	1	2	3	4	5
标准混合使用液(ml)	0.00	0.25	0.50	1.00	2.00	4.00
蒸馏水(ml)	10.0	9.75	9.50	9.00	8.00	6.00

3. 测定

色谱条件:色谱柱:C_{18},4.6mm×250mm;流动相:甲醇-0.02mol/L 醋酸胺溶液(5∶95);流速:1ml/min;检测波长:230nm。

取样品处理液和标准系列溶液各 10 μl(或相同体积)注入高效液相色谱仪进行分离,以其标准溶液峰的保留时间为依据进行定性。以标准溶液的质量浓度为横坐标,相应的峰面积为纵坐标,分别绘制标准曲线(或计算回归方程),从标准曲线上查出(或根据回归方程求出)样品液中被测物质的含量,按下式计算:

$$\rho = \frac{c \times V_0}{m \times 1000}$$

式中:ρ 为样品中被测物的含量,mg/g;c 为在标准曲线上查得的相应的糖精钠、苯甲酸、山梨酸的含量,μg/ml;V_0 为样品定容体积,ml;m 为样品的质量,g。

【注意事项】

1. 被测溶液 pH 对样品分离测定和色谱柱使用寿命均有影响,pH>8 或 pH<2 时影响被测组分的保留时间,对仪器有腐蚀作用,因此测定时需调节被测溶液 pH 至近中性,方可进样。

2. 如果被测溶液含有气泡,对测定和仪器的使用均有影响,因此需要将被测溶液加热搅拌除去二氧化碳。

3. 苯甲酸、糖精钠的灵敏波长为 230nm,山梨酸的灵敏波长为 254nm,在此波长测定时苯甲酸和糖精钠的灵敏度较低,因此采用 230nm 为测定波长。出峰顺序为苯甲酸、山梨酸、糖精钠。

【思考题】

1. 为什么被测溶液需要除去二氧化碳?
2. 采用 230nm 为测定波长,对样品中山梨酸的测定有何影响?

(潘洪志)

实验二十七　高效液相色谱法测定化妆品中性激素

【目的与要求】

1. 掌握高效液相色谱法测定化妆品中性激素的原理及实验方法。
2. 熟悉化妆品中性激素的样品处理方法。
3. 了解高效液相色谱仪的基本结构与使用方法。

【方法原理】

用甲醇提取化妆品中的性激素,以含 80% 甲醇的水溶液作为流动相,C_{18} 色谱柱,反相分离,紫外检测器检测。依据七种性激素各自的保留时间定性,在其(七种性激素)各自的标准曲线的线性范围内,依据其所测得的峰面积与其含量间的线性关系进行定量分析。

【仪器与试剂】

1. 仪器与器皿　高效液相色谱仪,紫外检测器,超声波清洗器,0.45 μm 滤膜,100ml 容量瓶,1ml、2ml、5ml、10ml 刻度吸管,10ml 具塞试管。

2. 试剂 雌酮、雌二醇、雌三醇、己烯雌酚、睾酮、甲基睾酮和黄体酮均为优级纯试剂。甲醇为色谱纯试剂。

雌酮、雌二醇、雌三醇、己烯雌酚的混合标准溶液(2.0mg/ml):分别称取 0.200g 的雌酮、雌二醇、雌三醇、己烯雌酚,先用少量甲醇溶解,然后转移至 100ml 容量瓶中,用甲醇定容至刻度。

睾酮、甲基睾酮的混合标准溶液(600 μg/ml):分别称取 0.600g 的睾酮、甲基睾酮,先用少量甲醇溶解,然后转移至 100ml 容量瓶中,用甲醇定容至刻度。1ml 此溶液中含以上两种性激素各 6.00mg。准确移取此混合标准溶液 10.0ml 置于 100ml 容量瓶中,用甲醇稀释至刻度。

黄体酮标准溶液(600 μg/ml):称取 0.600g 的黄体酮,先用少量甲醇溶解,然后转移至 100ml 容量瓶中,用甲醇稀释到刻度。1ml 此溶液中含黄体酮 6.00mg。准确移取此标准溶液 10.0ml 置于 100ml 容量瓶中,用甲醇稀释至刻度。

性激素标准应用液:分别移取 2mg/ml 雌酮、雌二醇、雌三醇、己烯雌酚的混合标准溶液 50.0ml,600 μg/ml 睾酮、甲基睾酮的混合标准溶液 5.0ml,600 μg/ml 黄体酮标准溶液 5.0ml 置于 100ml 容量瓶中,用甲醇稀释至刻度。1ml 此溶液中含雌酮、雌二醇、雌三醇、己烯雌酚、睾酮、甲基睾酮和黄体酮分别为 1.00mg、1.00mg、1.00mg、1.00mg、30.0 μg、30.0 μg 和 30.0 μg。

【操作步骤】

1. 样品处理

(1)溶液状样品:准确称取 1~2g 样品于 10.0ml 具塞试管中,必要时在水浴上除去乙醇等挥发性有机溶剂,用甲醇稀释至 10.0ml,混匀,取上清液经 0.45 μm 滤膜过滤后备用。

(2)膏状、乳状样品:准确称取 1~2g 样品于 10.0ml 具塞试管中,加入甲醇定容至刻度,超声提取 20 分钟,取上清液经 0.45 μm 滤膜过滤后备用。

2. 标准系列的配制 准确移取已制备好的性激素标准应用液 0、1.0、2.0、3.0、4.0、5.0ml 分别置于 5 支 10.0ml 具塞试管中,用甲醇稀释到刻度,混匀,经 0.45 μm 滤膜过滤后备用。

3. 测定

(1)色谱条件:色谱柱:C_{18}柱,250mm×4.6mm,10 μm;流动相:甲醇-水(80:20);流速:1ml/min;紫外检测器:检测波长为 254nm。

(2)标准曲线的绘制:按照上述色谱条件,将高效液相色谱仪调节至最佳状态,依次进不同浓度的性激素标准系列,进样体积为 5 μl。依据雌酮、雌二醇、雌三醇、己烯雌酚、睾酮、甲基睾酮和黄体酮的保留时间定性,峰面积定量。每个浓度重复测定 3 次,计算峰面积的均值。以雌酮、雌二醇、雌三醇、己烯雌酚、睾酮、甲基睾酮和黄体酮的浓度为横坐标,其相应的峰面积的均值为纵坐标,绘制标准曲线,并计算回归方程。

(3)样品测定:取已处理好的样品溶液 5 μl 注入高效液相色谱仪进行分析,重复测定 3 次,计算峰面积的均值。依据色谱峰的保留时间定性,根据峰面积的均值从标准曲线上查出样品溶液中各种性激素的浓度,或代入回归方程进行计算。

4. 结果处理 按下式可计算出化妆品中各种性激素的含量。

$$性激素含量 \rho(\mu g/g) = \frac{c_x \times V}{W}$$

式中:c_x 是由标准曲线查得的各种性激素的浓度,μg/ml;V 为分析时所取样品溶液的体积,ml;W 为分析时所称取的化妆品的重量,g。

【注意事项】

1. 甲醇易挥发,各种性激素的标准系列最好临用前配制,已制备的样品溶液也应尽快分析。

2. 高压输液泵启动之前,需将流路中的气泡排除干净。配制好的流动相需经过滤、脱气后,方可上机使用。

3. 流动相的配比,应通过预实验确定实际配比,以使各分析组分的分离效果最佳。

【思考题】

1. 增大或减小流动相中甲醇的比例,对分离度有何影响?
2. 样品溶液进样前为何需要过滤?
3. 样品的进样量是否越大越好?

(潘洪志)

实验二十八　高效液相色谱法检测乳制品中三聚氰胺含量

【目的与要求】

1. 掌握高效液相色谱法测定乳制品中三聚氰胺的原理。
2. 熟悉乳制品中三聚氰胺的样品处理方法。
3. 了解固相萃取操作技术。

【方法原理】

样品中三聚氰胺用三氯乙酸溶液-乙腈提取,阳离子交换固相萃取柱净化,液相色谱柱分离,紫外检测器检测,保留时间定性,峰面积定量。

【仪器与试剂】

1. 仪器与器皿　高效液相色谱仪,紫外检测器,超声波清洗器,0.22 μm 微孔有机滤膜,25ml 比色管,100ml 容量瓶,2ml、5ml、10ml 刻度吸管,10ml 具塞试管,50ml 具塞塑料离心管。电子天平,离心机,超声波水浴,固相萃取装置,氮气吹干仪,涡旋混合器。

2. 试剂　色谱纯甲醇、乙腈、辛烷磺酸钠,优级纯氨水(含量为 25%~28%)、三氯乙酸和柠檬酸。

甲醇溶液(50%):准确量取 50ml 甲醇和 50ml 蒸馏水,混匀后备用。

三氯乙酸溶液(1%):准确称取 10g 三氯乙酸于 1L 烧杯中,加水溶解,转入 1L 容量瓶中,用蒸馏水定容至刻度,混匀后备用。

氨化甲醇溶液(5%):准确量取 5ml 氨水和 95ml 甲醇,混匀后备用。

离子对试剂缓冲液:准确称取 2.10g 柠檬酸和 2.16g 辛烷磺酸钠,加入约 980ml 蒸馏水溶解,调节 pH 至 3.0 后,定容至 1L 备用。

三聚氰胺标准储备液(1.0mg/ml):准确称取 100mg(精确到 0.1mg)三聚氰胺标准品于 100ml 容量瓶中,用甲醇水溶液溶解并定容至刻度,4℃避光保存。

阳离子交换固相萃取柱:基质为苯磺酸化的聚苯乙烯-二乙烯基苯高聚物的萃取柱。使用前依次用 3ml 甲醇、5ml 水活化。

【操作步骤】

1. 样品处理 称取 2.00g 待测样品(如液态奶、奶粉、酸奶等)于 50ml 具塞塑料离心管中,加入 15ml 三氯乙酸溶液(1%)和 5ml 乙腈,超声提取 10 分钟,然后再振荡提取 10 分钟,4000r/min 离心 10 分钟。取上清液用定性滤纸(1%三氯乙酸溶液润湿)过滤于 25ml 容量瓶中,用 1%三氯乙酸溶液定容。取 5.0ml 滤液,加 5ml 水混匀后转移至固相萃取柱中,用 3ml 水和 3ml 甲醇依次洗涤,抽至近干后,用 6ml 氨化甲醇溶液洗脱。流速控制在 1ml/min 以内。洗脱液于 50℃下用氮气吹干,残留物用 1ml 流动相溶解,旋涡混匀 1 分钟,过 0.22μm 微孔滤膜后,待测。

2. 标准系列的配制 准确移取 8、20、50、100、200、400、800μl 三聚氰胺标准储备液于 10ml 离心管中,加入流动相定容至刻度,得到质量浓度分别为 0.8、2.0、5.0、10.0、20.0、40.0、80.0μg/ml 的标准工作液。

3. 测定

(1)色谱条件:色谱柱:C_{18} 柱,250mm×4.6mm,5μm;流动相:离子对试剂缓冲液-乙腈(90:10);流速:1.0ml/min;柱温:40℃;检测波长:240nm;进样量:20μl。

(2)标准曲线的绘制 取标准系列工作溶液 20μl 注入高效液相色谱仪进行分离,以其标准溶液峰的保留时间为依据进行定性。以标准溶液的浓度为横坐标,相应的峰面积为纵坐标,绘制标准曲线(或计算回归方程)。

(3)样品测定 取待测样品溶液 20μl 注入高效液相色谱仪进行分析,依据色谱峰的保留时间定性,峰面积定量。从标准曲线上查出(或根据回归方程求出)样品液中被测物质的含量。

4. 结果处理

试样中三聚氰胺的含量按下式计算:

$$\rho = \frac{A \times c \times V \times 1000}{A_s \times m \times 1000} \times f$$

式中:ρ 为样品中三聚氰胺的质量浓度(mg/kg);A 为样液中三聚氰胺的峰面积;c 为标准溶液中三聚氰胺的浓度(μg/ml);V 为样液最终定容体积(ml);A_s 为标准溶液中三聚氰胺的峰面积;m 为样品的质量(g);f 为样品稀释倍数。

【注意事项】

1. 固相萃取柱在使用前要活化,洗脱过程洗脱液的流速不能过快。

2. 流动相使用前必须经过脱气。如果流动相中含有气体,在较高的柱压下会产生气泡,使流动相流动受阻,对分离样品产生不利影响。

3. 在样品预处理过程中,通入氮气使溶剂挥发时,应注意控制氮气气流的大小,以免样品溅射,造成待测物质的损失。

【思考题】

1. 对样品进行固相萃取时,洗脱过程流速不宜过快,为什么?
2. 样品溶液进样前为何需要过滤?

(潘洪志)

实验二十九　离子色谱法测定水中常见的七种阴离子

【目的与要求】

1. 掌握离子色谱法测定水中常见的七种阴离子的基本原理。
2. 熟悉测定阴离子的淋洗液系统的种类及一般选择方法。
3. 了解离子色谱仪的基本构造及仪器的操作方法。

【方法原理】

以碳酸钠-碳酸氢钠溶液为淋洗液,水样中待测阴离子(F^-、Cl^-、Br^-、NO_2^-、NO_3^-、HPO_4^{2-} 和 SO_4^{2-})随淋洗液进入离子交换柱系统,根据分离柱对各阴离子的亲和度不同进行分离,用电导检测器测量各阴离子的电导率。根据保留时间定性,峰高或峰面积定量。

【仪器与试剂】

1. 仪器与器皿　离子色谱仪,超声波发生器,微量进样器。
2. 试剂

(1)七种阴离子标准贮备液的配制:分别称取适量的 NaF、KCl、NaBr、K_2SO_4(于105℃下烘干2小时,保存在干燥器内)、$NaNO_2$、$NaNO_3$、NaH_2PO_4(于干燥器内干燥24小时以上)溶于水中,转移到1000ml容量瓶中,然后各加入10.00ml洗脱贮备液,并用纯水稀释至刻度,摇匀备用。七种标准贮备液中各阴离子的浓度均为1.00mg/ml。

(2)七种阴离子标准使用液:吸取上述七种阴离子标准贮备液各0.50ml,分别置于7只50ml容量瓶中,各加入洗脱贮备液0.50ml,加水稀释至刻度,摇匀。

(3)七种阴离子的标准混合使用液的配制:分别吸取上述七种标准贮备液体积为:

标准溶液	NaF	KCl	NaBr	NaNO₃	NaNO₂	K₂SO₄	NaH₂PO₄
V(ml)	0.75	1.00	2.50	5.00	2.50	12.50	12.50

于同一个500ml容量瓶中,再加入5.00ml洗脱贮备液,然后用水稀释至刻度,摇匀,该标准混合使用液中各阴离子浓度如下:

阴离子	F^-	Cl^-	Br^-	NO_3^-	NO_2^-	SO_4^{2-}	PO_4^{3-}
ρ (μg/ml)	1.5	2.0	5.0	10.0	5.0	25.0	25.0

(4)洗脱贮备液($NaHCO_3$-Na_2CO_3)的配制:分别称取 26.04g $NaHCO_3$ 和 25.44g Na_2CO_3(于 105℃下烘干 2 小时,并保存在干燥器内)溶于水中,转移到 1000ml 容量瓶中,用纯水稀释至刻度,摇匀。该洗脱贮备液中 $NaHCO_3$ 的浓度为 0.31mol/L、Na_2CO_3 浓度为 0.24mol/L。

(5)洗脱液的配制:吸取上述洗脱贮备液 10.00ml 于 1000ml 容量瓶中,用水稀释至刻度,摇匀,用 0.45μm 的微孔滤膜过滤,即得 0.0031mol/L $NaHCO_3$-0.0024mol/L Na_2CO_3 的洗脱液,备用。

(6)抑制液的配制(0.1mol/L H_2SO_4 和 0.1mol/L H_3BO_3 混合液):称取 6.2g H_3BO_3 于 1000ml 烧杯中,加入约 800ml 纯水溶解,缓慢加入 5.6ml 浓 H_2SO_4,并转移到 1000ml 容量瓶,用纯水稀释至刻度,摇匀。

(7)柱保护液(3%):15g H_3BO_3 溶解于 500ml 纯水中。

NaF;KCl;$NaBr$;K_2SO_4;$NaNO_2$;NaH_2PO_4;$NaNO_3$;Na_2CO_3;$NaHCO_3$;H_3BO_3;浓 H_2SO_4;纯水(0.45μm 微孔滤膜过滤,电导率<5μS/cm);试剂均为优级纯。

【操作步骤】

1. 色谱参考条件

色谱柱:300mm×4mm,内填粒度为 10μm 阴离子交换树脂;抑制柱:电渗析离子交换膜抑制器,抑制电流 48mA;洗脱液流量:2.0ml/min;电导池:5 极;进样量:100μl。

2. 开启离子色谱仪 参照所用仪器说明书调节淋洗液及再生液流速,使仪器达到平衡,并显示稳定的基线。

3. 标准曲线的绘制 分别吸取阴离子标准混合使用液 1.00、2.00、4.00、6.00、8.00ml,于 5 只 10ml 容量瓶中,各加入 0.1ml 洗脱贮备液,然后用水稀释到刻度,摇匀,分别吸取 100μl 进样,记录色谱图。各种溶液分别重复进样两次。

4. 样品测定 取未知水样 99.00ml,加 1.00ml 洗脱贮备液,摇匀,经 0.45μm 微孔滤膜过滤后,取 100μl 按同样实验条件进样,记录色谱图,重复进样三次。

5. 结果处理

(1)测量各阴离子标准使用液色谱峰的保留时间 t_R 值。

(2)测量标准混合使用液色谱图中各色谱峰的保留时间 t_R(与各标准使用液的 t_R 值比较,确定各色谱峰属何种组分)、半峰宽 $Y_{1/2}$、峰高 h,并计算峰面积 A 和面积平均值 $\overline{A}$。

(3)由测得的各组分 $\overline{A}$ 制作 $\overline{A}$~C 的工作曲线或计算各组分线性回归方程。

(4)确定未知水样色谱图中各色谱峰所代表的组分,并计算峰面积 A,分别求出各组分的含量。

【注意事项】

1. 亚硝酸盐不稳定,最好临用前现配。

2. 所用淋洗液和样品应过滤(0.45μm 微孔滤膜)并用超声波发生器脱气处理。

3. 色谱柱较长时间(1 周以上)不用时,应通 3% 硼酸保存,用去离子水冲洗恒流泵。

【思考题】

1. 离子色谱法的主要优点有哪些?

2. 离子色谱法有哪三种类型？其原理各是什么？

3. 为什么离子色谱分离柱不需要再生，而抑制柱则需要再生？

（代兴碧）

实验三十　离子色谱法测定化妆品中巯基乙酸

【目的与要求】

1. 掌握离子色谱法测定阴离子的基本原理。
2. 熟悉离子色谱仪器的组成结构和测定阴离子的操作方法。
3. 了解离子色谱法测定化妆品中巯基乙酸阴离子的实验条件。

【方法原理】

以水溶解提取化妆品中的巯基乙酸，经离子交换柱将巯基乙酸与无机离子分离，用电导检测器测定样品溶液即时的电导值，以保留时间定性，峰面积定量。

【仪器与试剂】

1. 仪器与器皿　离子色谱仪，高速振荡器，超声波振荡器，高速离心机等。
2. 试剂

(1)硫酸溶液(1∶9)：取优级纯浓硫酸(ρ_{20}＝1.84g/ml)10ml，缓慢加入到90ml水中，混匀。

(2)盐酸溶液(1∶9)：取优级纯盐酸(ρ_{20}＝1.19g/ml)10ml，加入90ml水中，混匀。

(3)氢氧化钠溶液(500g/L)：称取优级纯氢氧化钠50g，溶于水中，加水到100ml。

(4)巯基乙酸标准储备溶液(1.0g/L)：称取优级纯巯基乙酸标准品0.5g，用水溶解转移至500ml容量瓶中，加入甲醛1ml，加水定容至刻度（临用时采用碘量法标定标准储备溶液）。

(5)甲醇、三氯甲烷等试剂均为色谱纯。

【操作步骤】

1. 色谱参考条件　色谱柱：强碱性离子交换树脂柱；淋洗液：25mmol/L NaOH＋1％甲醇混合液；淋洗液流速：0.85ml/min；抑制模式：外接水 1.0ml/min，自动抑制电流50mA；氮气流速（压力）：5psi(0.35bar)；柱温：室温；进样量：25μl；检测器：抑制型电导检测器。

2. 样品预处理　准确称取0.500g样品于100ml比色管中，加水至刻度。脱毛化妆品可先置于小烧杯中，加入0.5ml甲醇及少量纯水溶解后，转移到比色管定容，高速振荡几分钟，超声波振荡器处理20分钟，充分混溶，加入3ml三氯甲烷，轻轻振荡1分钟，静置，若浑浊取适量样品在14 000r/min转速下高速离心15分钟，取上清液经0.45μm滤膜过滤后作待测样品。

3. 工作曲线的绘制　经碘量法标定的巯基乙酸储备液用直接稀释法配制成质量浓度分别为：0.50、1.00、2.00、5.00、10.0、20.0、50.0、80.0mg/L的巯基乙酸标准系列溶液，浓度由低到高分别注入离子色谱仪的进样管中,进行分离测定,计算色谱峰的保留时间和峰面积,绘制工作曲线。

4. 样品测定 吸取制备的样品溶液注入离子色谱仪的进样管中,进行分离测定,计算色谱峰的保留时间和峰面积,根据工作曲线得到巯基乙酸的质量浓度。

5. 结果处理 按下式计算巯基乙酸的质量浓度:

$$\rho(\mu g / g) = \frac{c_x \times V}{m}$$

式中:c_x 测试样品溶液中巯基乙酸的质量浓度,$\mu g/ml$;V 为样品定容体积,ml;m 为样品取样量,g。

【注意事项】

1. 巯基乙酸易被氧化,标准储备液使用前用碘量法标定其准确浓度。

2. 实验用水电导率应$<1\ \mu s/cm$。

3. 化妆品含有较多的有机物,这些物质对色谱柱有一定的影响。可在样品中加入 3ml 三氯甲烷萃取去除有机物。

【思考题】

1. 离子色谱仪常用的检测器有哪些?

2. 为什么要求离子色谱法实验用水电导率$<1\ \mu s/cm$?

(代兴碧)

实验三十一 毛细管电泳法测定饮料中苯甲酸的含量

【目的与要求】

1. 掌握毛细管电泳法基本原理及仪器操作方法。

2. 熟悉毛细管电泳法测定苯甲酸的定量分析方法。

3. 了解毛细管电泳法分析条件的选择。

【方法原理】

毛细管电泳法是以高压电场为动力,毛细管为分离通道,依据样品中各组分之间淌度和分配行为上的差异而实现分离的一类液相分离技术。当样品中苯甲酸进入毛细管后,在电渗流和电泳的共同作用下向阴极运动,以色谱峰的保留时间定性,用色谱峰面积在一定范围内与浓度呈线性关系进行定量分析。

【仪器与试剂】

1. 仪器与器皿 高效毛细管电泳仪,未涂层熔融石英毛细管($75\ \mu m \times 36cm$ 有效长度为28cm),紫外检测器,超纯水制备仪,过滤器,$0.22\ \mu m$ 纤维素滤膜,超声波清洗器,100ml 容量瓶,酸度计,5ml 注射器。

2. 试剂 硼砂、硼酸均为优级纯;氢氧化钠、苯甲酸、乙醇均为分析纯;实验用水均为二次蒸馏水。

苯甲酸标准贮备液(1.0mg/ml):准确称取 0.1000g 苯甲酸,用少量乙醇溶解后,移入 100ml 容量瓶中,并稀释至刻度,用 0.22 μm 滤膜过滤,置于 4℃ 的冰箱内备用。

40mmol/L 硼砂溶液(pH=9.0):称取 8.048g 的无水硼砂溶解在适量水中,移至 1000ml 的容量瓶中,用硼酸调节至 pH 为 9.0,然后稀释至刻度,用 0.22 μm 滤膜过滤。

【操作步骤】

1. 样品的预处理 准确吸取 5.00~10.00ml 的饮料,并称其质量,放入 50ml 的烧杯中,碳酸饮料应在 40℃ 的水浴上加热搅拌 30 分钟或用超声波超声除去二氧化碳,经 0.22μm 的滤膜过滤,装入样品瓶中待测。

2. 标准系列的配制 准确吸取 0.00、0.25、0.50、1.00、2.00、4.00、8.00、10.00ml 苯甲酸标准溶液分别置于 10ml 容量瓶中,加二次蒸馏水至刻度,混匀,得苯甲酸质量浓度分别为 0、0.025、0.050、0.100、0.200、0.400、0.800、1.00mg/ml 的标准系列。

3. 测定

(1)仪器工作参考条件:电泳缓冲体系:40mmol/L 硼砂溶液(pH=9.0);压力进样:50mbr;进样时间:15 秒;封柱压力:10mbr;封柱时间:5 秒;分离电压:20kV;检测波长:227nm。

(2)毛细管柱的冲洗:进样前毛细管柱分别用 0.1mol/L NaOH 溶液冲洗 10 分钟、二次蒸馏水冲洗 10 分钟和硼砂溶液冲洗 10 分钟,两次样品测定之间分别用 0.1mol/L NaOH 溶液冲洗 2 分钟,二次蒸馏水冲洗 2 分钟,硼砂溶液冲洗 3 分钟。

(3)标准曲线的绘制:将标准系列分别装入样品瓶,然后按仪器测定条件从低浓度到高浓度依次测定其峰面积,以浓度为横坐标,峰面积为纵坐标绘制标准曲线,计算回归方程。

(4)样品的测定:将毛细管进样端插入装有试样的样品瓶中,压力进样后,进行电泳分离,记录峰面积,从标准曲线上查出或根据回归方程算出试样液中被测物质的含量。每个样品测定 3 次,计算其平均值。

4. 结果处理 按下式计算饮料中苯甲酸的含量:

$$\rho = \frac{c_x \times V}{m}$$

式中:ρ 为样品溶液中苯甲酸的质量浓度,g/kg;c_x 为由标准曲线查得试样中苯甲酸的量,mg/ml;V 为样品溶液的体积 ml;m 为样品的质量,kg。

【注意事项】

1. 仪器初始化时,禁止其他任何操作。

2. 乙醇易挥发,苯甲酸标准溶液应临用前配制。

3. 每次分析结束后,毛细管柱必须用水冲洗 10 分钟,再用甲醇冲洗 10 分钟。

【思考题】

1. 毛细管电泳法分离的基本原理是什么?

2. 简述毛细管电泳法的特点及应用。

3. 影响毛细管电泳分离的因素有哪些?

(周华芳)

实验三十二 电感耦合等离子体发射光谱法
同时测定饮用水中多种元素

【目的与要求】

1. 掌握电感耦合等离子体发射光谱法的基本原理。
2. 熟悉电感耦合等离子体发射光谱法测定饮用水中多种元素的实验方法。
3. 了解电感耦合等离子体发射光谱仪的基本结构和使用方法。

【方法原理】

水样由高纯氩气带入雾化系统雾化后形成气溶胶,并进入等离子体轴向通道,在高温和惰性气氛的等离子体焰炬中被充分蒸发、原子化、电离和激发,并发射出待测元素的特征谱线。经过分光后,根据不同的发射特征谱线进行定性分析,发射特征谱线强度进行定量分析。

【仪器与试剂】

1. 仪器与器皿 电感耦合等离子体发射光谱仪,ICP-AES 工作站,超纯水制备仪。
2. 试剂 二次去离子水;浓硝酸(优级纯);硝酸溶液(2∶98);氩气(纯度为 99.99% 以上)。

各种离子标准储备液:选用相应质量浓度的铝、砷、镉、铬、铜、铁、铅和锌混合标准溶液或单标溶液。

混合标准使用液:用单标溶液加水配制成各种离子质量浓度为 10.00mg/L 的混合标准使用液。

【操作步骤】

1. 样品的预处理 取适量水样置于 100ml 容量瓶中,加入浓硝酸 2.00ml,再用水样定容至刻度,摇匀,待测。
2. 标准系列的配制 吸取混合标准使用液,用硝酸溶液分别配制质量浓度为 0.00、0.10、0.50、1.00、1.50、2.00、5.00mg/L 铝、砷、镉、铬、铜、铁、铅和锌的混合标准溶液。
3. 测定

(1)仪器工作参考条件:开机后,进入操作系统选择需分析的元素及分析谱线,元素的分析线通常选用仪器推荐使用的分析线。设定分析条件:功率:1.20kW;等离子气流量:15.0L/min;雾化气压力:200kPa,雾化器喷雾流量:0.8L/min;辅助气流量:1.50L/min;一次读数时间:5 秒,仪器稳定延时:15 秒;进样延时:30 秒;泵速:35r/min;读数次数:3;清洗时间:10 秒。

(2)标准曲线的绘制:在选定的仪器工作条件下从低浓度到高浓度依次测定标准系列,

以分析线的响应强度为纵坐标,浓度为横坐标,分别绘制各元素标准曲线图,计算回归方程。

(3)样品的测定:用预处理好的样品直接进样,记录分析线的响应强度,用标准曲线图或回归方程计算各元素的质量浓度。

【注意事项】

1. 所用的玻璃器皿必须用10%硝酸溶液浸泡过夜,避免玻璃器皿带入金属离子影响测定的准确性。

2. 仪器工作条件仅做参考,不同型号的仪器最佳工作条件需通过实验确定。

3. 两次进样之间,要用纯水清洗。

4. 关机后,为了延长蠕动泵管的使用寿命,将泵管从蠕动泵上放松,并将蠕动泵压臂松开。

5. 循环水必须要用蒸馏水,以防止结垢。

【思考题】

1. 在仪器测定条件中载气的流量对元素的分析有何影响?

2. 简述 ICP - AES 法的优缺点。

(周华芳)

第四章

设计性实验

实验三十三　化妆品中限用或禁用物质检验方法设计与评价

【目的与要求】

1. 掌握检验方法的验证及评价。
2. 熟悉实验方案初步设计与实验条件的优化原则。
3. 了解资料调研基本方法及资料分析。

【方法提要】

本实验的宗旨是培养学生分析问题和解决问题的综合能力,给学生提供一个展示及检验自我能力的平台。要求学生初步学会文献查阅和综述,运用所学理论知识与实验技术,选择分析方法、设计实验步骤和内容(如试剂用量、温度、pH、样品用量和处理方法等)、优化实验条件、确定最佳测试方案,根据所建方法的灵敏度、检出限、精密度、准确度以及费用与效益对其进行综合分析和评价。本实验以化妆品中限用或禁用物质为对象,通过从查阅文献开始,直至提交实验报告及方法评价的一个检验工作全过程,开展"以问题为中心"的学习。学生带着问题(或题目)主动思考,积极实践,总结经验,以提高综合能力。

【仪器与试剂】

根据所选实验方法确定仪器与试剂。

【操作步骤】

1. 根据化妆品中限用或禁用物质(表 4-1)选择检测项目。

表 4-1　化妆品中限用或禁用物质(W/W,%)

项目分类	项目	限量	项目	限量
防晒剂	4-甲氧基肉桂酸-2-乙基己脂	10	羟苯甲酮	10
	4-甲氧基肉桂酸异戊酯	10	胡莫柳脂	10
	3-(4'-甲基苯亚甲基)-d-1 樟脑	4	水杨酸-2-乙基己酯	5

续表

项目分类	项目	限量	项目	限量
染发剂	2,5-二氨甲苯	10	对苯二胺	6
	间苯二酚	5	对氨基酚	0.3
	邻苯二胺	禁用	间氨基酚	2
性激素	雌酮	禁用	乙烯雌醇	禁用
	雌二醇	禁用	睾酮	禁用
	雌三醇	禁用	甲基睾酮	禁用
	黄体酮	禁用		
生发剂	斑蝥素	1	氮芥	禁用
祛斑剂	氢醌	禁用	苯酚	禁用
重金属	铅[a]	40	砷[a]	10
	汞[a]	1		

a. 单位:mg/kg

2. 资料查询包括:标准方法和文献报道的方法,对文献资料进行简单综述(包括查得的有关文献参考资料来源);选择的分析方法及原理的简单阐述。

3. 拟定实验方案与可行性分析　试验组拟定实验方案后,组内讨论方法的可行性,然后与指导教师讨论确定实验方案中实验内容。

4. 实验准备　根据实验内容和要求选择合适的试剂(如基准物质、优级纯试剂、分析纯试剂、色谱纯试剂及光谱纯试剂等),根据试剂的用途选择配制方法(如一般配制、精密配制、特殊配制等)。

5. 实验操作　优化测试条件(包括仪器条件和样品预处理条件),在选择的最佳测试条件下进行工作曲线线性、检出限、精密度、准确度等测试实验。

6. 样品的处理与测试　在选择的最佳测试条件下进行样品分析。

7. 结果处理　根据测试数据进行计算和绘图。

8. 方法评价　根据计算结果对方法进行评价并给出结论,内容包括方法的优点、缺点、费用与效益、适用性。

9. 撰写实验报告　要求按论文格式进行撰写(包括前言、材料与方法、结果与讨论、结论等部分)。

10. 写一份实验的体会及改进和完善的设想。

【注意事项】

1. 选择实验方法时,首先与指导教师沟通,根据实验室条件来选择。

2. 涉及到危害品化学试剂和危险性较大的实验操作,必须在教师的指导下严格按操作规范进行操作。

【思考题】

1. 不同分析方法的检出限计算方法有何不同?
2. 简述测试工作曲线线性、检出限、精密度、准确度等指标的意义。

（康维钧）

实验三十四　茶叶中多种微量元素的溶出特性的测定

【目的与要求】

1. 掌握茶叶中多种微量元素溶出的处理过程。
2. 熟悉茶叶中多种微量元素的溶出特征分析的设计方法。
3. 了解产品中多种元素同时测定的仪器分析方法。

【方法提要】

本实验通过学生查阅文献了解茶叶样品中微量元素测定的样品前处理方法和元素的测定技术,初步学会分析方案设计,熟悉各种样品前处理技术,通过实验结果比对,了解不同前处理技术对不同元素的溶出特征。

【仪器与试剂】

根据实验室条件可选择:感耦合等离子体发射光谱仪(ICP-AES)、电感耦合等离子体质谱仪(ICP-MS)、原子吸收分光光度计、原子荧光分光光度计等微量元素测定设备;消解设备;微量元素浸出提取设备;电子天平等。

硝酸、盐酸等优级纯试剂;去离子水或超纯水($18.2M\Omega$);待测元素标准溶液贮备液($1000\ \mu g/ml$)。

【实验步骤】

1. 设计前准备　实验开始前3周向学生布置实验题目、内容和实验要求,启发并引导学生查阅文献,了解样品中微量元素测定的方法,包括 ICP-AES、ICP-MS、原子吸收分光光度法、原子荧光法等,比较各种测定方法的优缺点和适用范围。以课题小组为单位设计实验方案并说明实验原理。

2. 实验方案设计　设计一个包括取样、样品前处理、标准溶液制备、测定原理、仪器选择、实验操作步骤、数据处理方法、结果评价等方面的可行性方案。仪器设备选择时,注意其适用性、可靠性以及经济性、互换性、成套性等。

3. 教师审阅和讨论实验方案　收集学生的实验方案,由教师进行审阅。然后组织一个讨论会,由各课题组展示自己的实验方案,全班讨论确定实验实施方案。

4. 实施实验　学生按设计方案调试仪器、配制试剂、制备标准溶液等,完全自己动手完成实验方案的实施。

(1)采样后进行茶叶中微量元素的测定,采取干消化、常压湿消化和高压微波消解等方法对茶叶消化,用设定的方法检测。

(2)以模拟茶水冲泡、常压萃取、快速萃取等方式提取茶叶中的微量元素,再按上法分析测定溶出物中的待测微量元素。

5. 数据处理及撰写实验报告   实验完成后学生独立完成实验报告。实验报告以论文形式撰写:题目、作者、摘要、引言、材料与方法、结果与分析、讨论与结论、参考文献等。每位学生的实验报告应是独立完成。作者栏必须按贡献顺序写明每组所有同学的姓名。

6. 实验总结   选择有代表性的实验报告进行集中交流。主讲学生制作讲解 PPT 并与全组同学一起进行答辩。老师给出报告评判意见。

【知识点】

本实验涉及元素检测的各种类型仪器的选择、操作方法、样品消化和萃取等前处理方式等。

【考察点】

根据待测元素的种类和预估浓度,对仪器类型、操作条件的选择和应用;样品消解和萃取的前处理方法及操作技能;标准曲线的建立及数据处理等。

(李 磊)

实验三十五   饮用水源水中有机污染物的分离与鉴定

【目的与要求】

1. 掌握饮用水源水样品采集和前处理方法。
2. 熟悉多种手段对有机污染物进行分离、鉴定和分析方法。
3. 了解紫外光谱、红外光谱、质谱等对化合物进行鉴定的技能。

【方法提要】

本实验通过文献调研,了解饮用水源水采样和前处理规范操作技术,根据不同有机污染物的化学性质和结构特征选择不同的分离、分析技术。

【仪器与试剂】

紫外-可见分光光度计、红外光谱仪、气相色谱仪、高效液相色谱仪、各种萃取、富集和浓缩装置、氮吹仪、旋转蒸发浓缩装置、电子天平等。

色谱纯和分析纯的有机试剂;无水硫酸钠;待测化合物标准品贮备液。

【操作步骤】

1. 设计前准备   实验开始前 3 周向学生布置实验题目、内容和实验要求,启发并引导学生查阅文献,了解饮用水源水中可能污染的有机物种类、常用的检测方法、样品前处理技术及相应的设备等,比较各种测定方法的优缺点和适用范围。以课题小组为单位设计实验方案并说明实验原理。

2. 实验方案设计 设计一个包括如何采样、样品前处理及待测成分的预富集方法、标准溶液制备、定性测定原理、定量测定仪器选择、实验操作步骤、数据处理方法、结果评价等方面的可行性方案。仪器设备选择时,注意其适用性、可靠性、以及经济性、互换性、成套性等。

3. 实施实验 根据设计的实验方案进行实验探索。

(1)样品预处理:采样后,采用液-液萃取、固相萃取或串联固相萃取等方式提取和富集饮用水源水中的有机化合物。洗脱后,用氮吹仪或旋转蒸发浓缩至小体积进行分析。

(2)光谱和质谱扫描鉴定:用紫外光谱、红外光谱、质谱等对化合物进行比较和鉴定。推断化合物的存在。

(3)定量分析:用气相色谱仪、高效液相色谱仪和质谱仪等对化合物进行定量测定。

4. 数据分析并撰写实验报告。

【知识点】

水中有机污染物的样品前处理、分离、鉴定、定量分析等。涉及多种样品前处理装置及现代分析仪器的使用方法。

【考察点】

样品前处理方法及规范;根据待测化合物性质、现有的实验条件选择合理的样品前处理方式及分析测定方法;图谱的解析及结构的确定;数据处理等。

(李 磊)

附　录

附录一　常用溶液的配制

1. 常用酸碱的密度和浓度

试剂名称	密度	含量(%)	浓度(mol/L)
盐酸	1.18~1.19	36~38	11.6~12.4
硝酸	1.39~1.40	65.0~68.0	14.4~15.2
硫酸	1.83~1.84	95~98	17.8~18.4
磷酸	1.69	85	14.6
高氯酸	1.68	70.0~72.0	11.7~12.0
冰乙酸	1.05	99.8(优级纯) 99.0(分析纯、化学纯)	17.4
氢氟酸	1.13	40	22.5
氢溴酸	1.49	47.0	8.6
氨水	0.88~0.90	25.0~28.0	13.3~14.8

2. 常用酸碱溶液的配制
(1)酸溶液的配制

名称	化学式	浓度或质量浓度(约数)	配制方法
硝酸	HNO_3	16mol/L	(相对密度为 1.42 的硝酸)
		6mol/L	取 16mol/L HNO_3 375ml,然后加水稀释成 1L
		3mol/L	取 16mol/L HNO_3 188ml,然后加水稀释成 1L
盐酸	HCl	12mol/L	(相对密度为 1.19 的 HCl)
		8mol/L	取 12mol/L HCl 666.7ml,加水稀释成 1L
		6mol/L	将 12mol/L HCl 与等体积的蒸馏水混合
		3mol/L	取 12mol/L HCl 250ml,然后加水稀释成 1L

续表

名称	化学式	浓度或质量浓度(约数)	配制方法
硫酸	H_2SO_4	18mol/L	（相对密度为 1.84 的 H_2SO_4）
		3mol/L	将 167ml 的 18mol/L H_2SO_4 慢慢加到 835ml 的水中
		1mol/L	将 56ml 的 18mol/L H_2SO_4 慢慢加到 944ml 的水中
乙酸	HAc	17mol/L	（相对密度为 1.05 的冰乙酸）
		6mol/L	取 17mol/L HAc 353ml,然后加水稀释成 1L
		3mol/L	取 17mol/L HAc 177ml,然后加水稀释成 1L
酒石酸	$H_2C_4H_4O_6$	饱和	将酒石酸溶于水中,使之饱和
草酸	$H_2C_2O_4$	10g/L	称取 $H_2C_2O_4 \cdot 2H_2O$ 1g 溶于少量水中,加水稀释至 100ml

（2）碱溶液的配制

名称	化学式	浓度或质量浓度(约数)	配制方法
氢氧化钠	NaOH	6mol/L	将 240gNaOH 溶于水中,稀释至 1L
氨水	NH_3	15mol/L	（密度为 0.9 的氨水）
		6mol/L	取 15mol/L 氨水 400ml,稀释至 1L
氢氧化钡	$Ba(OH)_2$	0.2mol/L(饱和)	63g$Ba(OH)_2 \cdot 8H_2O$ 溶于 1L 水中
氢氧化钾	KOH	6mol/L	将 336gKOH 溶于水中,稀释至 1L

3. 常用缓冲溶液的配制

缓冲溶液组成	pKa	缓冲液 pH	缓冲溶液配制方法
氨基乙酸-HCl	2.35(pKa_1)	2.3	取氨基乙酸 150g 溶于 500ml 水中后,加浓 HCl 80ml,水稀释至 1L
H_3PO_4-枸橼酸盐		2.5	取 $Na_2HPO_4 \cdot 12H_2O$ 113g 溶于 200ml 水后,加枸橼酸 387g,溶解,过滤后,稀释至 1L
一氯乙酸-NaOH	2.86	2.8	取 200g 一氯乙酸溶于 200ml 水中,加 NaOH 40g 溶解后,稀释至 1L
邻苯二甲酸氢钾-HCl	2.95	2.9	取 500g 邻苯二甲酸氢钾溶于 500ml 水中,加浓 HCl 80ml,稀释至 1L
甲酸-NaOH	2.76	3.7	取 95g 甲酸和 NaOH 40g 于 500ml 水中,溶解,稀释至 1L

缓冲溶液组成	pKa	缓冲液 pH	缓冲溶液配制方法
NH_4Ac -HAc		4.5	取 NH_4Ac 77g 溶于 20ml 水中,加冰 HAc 59ml,稀释至 1L
NaAc -HAc	4.74	4.7	取无水 NaAc 83g 溶于水中,加冰 HAc 60ml,稀释至 1L
NaAc -HAc	4.74	5.0	取无水 NaAc 160g 溶于水中,加冰 HAc 60ml,稀释至 1L
NH_4Ac -HAc		5.0	取无水 NH_4Ac 250g 溶于水中,加冰 HAc 60ml,稀释至 1L
六次甲基四胺-HCl	5.15	5.4	取六次甲基四胺 40g 溶于 200ml 水中,加浓 HCl 10ml,稀释至 1L
NH_4Ac -HAc		6.0	取 NH_4Ac 600g 溶于水中,加冰 HAc 20ml,稀释至 1L
NaAc -H_3PO_4 盐		8.0	取无水 NaAc 50g 和 N_2HPO_4-$12H_2O$ 50g,溶于水中,稀释至 1L
Tris-HCl（三羟甲基氨甲烷）$CNH_2\equiv(HOCH_2)_3$	8.21	8.2	取 25Tris 试剂溶于水中,加浓 HCl 8ml,稀释至 1L
NH_3-NH_4Cl	9.26	9.2	取 NH_4Cl 54g 溶于水中,加浓氨水 63ml,稀释至 1L
NH_3-NH_4Cl	9.26	9.5	取 NH_4Cl 54g 溶于水中,加浓氨水 63ml,稀释至 1L
NH_3-NH_4Cl	9.26	10.0	取 NH_4Cl 54g 溶于水中,加浓氨水 3502ml,稀释至 1L

注:(1)缓冲液配制后可用试纸检查。如 pH 值不对,可用共轭酸或碱调节
　　pH 值欲调节精确时,可用 pH 计调节
　(2)若需增加或减少缓冲液的缓冲容量时,可相应增加或减少共轭酸碱对物质的量,再调节之

4. 常用标准溶液的配制

标准溶液	配制方法
0.1000mol/L 邻苯二甲酸氢钾溶液(基准溶液)	精确称取经过 $105\sim120℃$ 干燥 1h 的 $KHC_8H_4O_4$ 20.422g,溶于煮沸去除 CO_2 的蒸馏水中,在容量瓶中稀释到 1L
0.1000mol/L 重铬酸钾溶液（基准溶液）	精确称取经过 $120\sim150℃$ 干燥 1h 的 $K_2Cr_2O_7$ 29.419g,溶于蒸馏水中,在容量瓶中稀释到 1L
0.1000mol/L 碳酸钠溶液(基准溶液)	精确称取经过 $270\sim300℃$ 干燥的 Na_2CO_3 5.300g,溶于煮沸去除 CO_2 的蒸馏水中,在容量瓶中稀释到 1L

标准溶液	配制方法
0.1mol/L 盐酸溶液(需要标定的溶液)	取 9mlHCl（比重 1.19）加入到蒸馏水中，在容量瓶中定容至 1L 标定方法（碳酸钠标定）： 称取干燥过的无水碳酸钠 0.1000～0.1200g，置于 250ml 锥形瓶中，加入新煮沸冷却后蒸馏水 50ml，加 3～4 滴甲基橙指示剂，用配制好的盐酸溶液滴定至溶液呈橙色，保持 30s 不褪色为终点 计算：$C_{HCl}(mol/L)=2m\times1000/(53.00\times V_{HCl})$ 式中：C_{HCl} 为盐酸标准溶液的浓度；V_{HCl} 为消耗盐酸标准溶液的体积，ml；m 为称量碳酸钠的质量，g
0.1mol/L 氢氧化钠溶液(需要标定的溶液)	称取 4g NaOH 溶于蒸馏水中，在容量瓶中稀释到 1L 标定方法一（滴定 HCl）： 取 0.1000mol/L 盐酸溶液 25.00ml（V_{HCl}）于 250ml 锥形瓶中，加入 3～4 滴甲基橙指示剂，用配制好的氢氧化钠溶液滴定，滴定至溶液呈黄色为终点 计算：$C_{NaOH}(mol/L)=0.1000\times25.00/V_{NaOH}$ 标定方法二（滴定邻苯二甲酸氢钾）： 称取干燥过的邻苯二甲酸氢钾 0.48～0.52g，置于 250ml 锥形瓶中，加入 2 滴酚酞指示剂，用配制好的氢氧化钠溶液滴定至溶液呈淡红色为终点 计算：$C_{NaOH}(mol/L)=m\times1000/(M_{邻苯二甲酸氢钾}\times V_{NaOH})$ 式中：C_{NaOH} 为氢氧化钠标准溶液的浓度；V_{NaOH} 为消耗氢氧化钠标准溶液的体积，ml；m 为称量邻苯二甲酸氢钾的质量，g

附录二　弱酸、弱碱在水溶液中的解离常数(25℃)

1. 弱酸在水溶液中的解离常数

弱酸	级数	Ka	pKa
$HASO_2$		6.0×10^{-10}	9.22
H_3ASO_4	1	6.3×10^{-3}	2.20
	2	1.0×10^{-7}	7.00
	3	3.2×10^{-12}	11.50
H_3BO_3		5.8×10^{-10}	9.24
$H_2B_4O_7$	1	1.0×10^{-4}	4.0
	2	1.0×10^{-9}	9.0
HCN		6.2×10^{-10}	9.21
H_2CO_3	1	4.2×10^{-7}	6.38
	2	5.5×10^{-11}	10.25
H_2CrO_4	1	0.105	0.98
	2	3.2×10^{-7}	6.50

弱酸	级数	Ka	pKa
HF		6.6×10^{-1}	3.18
HNO_2		5.0×10^{-1}	3.29
H_2O_2		2.2×10^{-12}	11.65
H_3PO_4	1	7.6×10^{-3}	2.12
	2	6.3×10^{-8}	7.20
	3	4.4×10^{-13}	12.38
H_2S(氢硫酸)	1	1.3×10^{-7}	6.88
	2	7.1×10^{-15}	14.15
H_2SO_3	1	1.3×10^{-2}	1.90
	2	6.3×10^{-8}	7.20
H_2SO_4	2	1.1×10^{-2}	1.92
H_2SiO_3	1	1.7×10^{-10}	9.77
	2	1.6×10^{-12}	11.8
HCOOH(甲酸)		1.8×10^{-4}	3.75
$H_2C_2O_4$(草酸)	1	5.4×10^{-2}	1.27
	2	5.4×10^{-5}	4.27
CH_3COOH(乙酸)		1.8×10^{-5}	4.75
$CH_2ClCOOH$(一氯乙酸)		1.4×10^{-3}	2.86
$CHCl_2COOH$(二氯乙酸)		5.0×10^{-2}	1.30
CCl_3COOH(三氯乙酸)		0.23	0.64
$C_3H_6O_2$(丙酸)		1.4×10^{-5}	4.87
$C_3H_6O_3$(乳酸,丙醇酸)		1.4×10^{-4}	3.86
$C_3H_4O_4$(丙二酸)	1	1.4×10^{-3}	2.86
	2	2.0×10^{-6}	5.70
$C_4H_6O_6$(酒石酸)	1	9.1×10^{-4}	3.04
	2	4.3×10^{-5}	4.37
C_6H_5OH(苯酚)		1.0×10^{-10}	9.99
C_6H_5COOH(苯甲酸)		6.5×10^{-5}	4.21
$C_6H_8O_6$(抗坏血酸)	1	5.0×10^{-5}	4.30
	2		11.82
$C_6H_8O_7$(枸橼酸)	1	7.4×10^{-4}	3.13
	2	1.7×10^{-5}	4.76
	3	4.0×10^{-7}	6.40

2. 弱碱在水溶液中的解离常数

弱碱	级数	K_b	pK_b
NH_3		1.8×10^{-5}	4.75
$NH_2\text{-}NH_2$(联氨)	1	3.0×10^{-6}	5.52
	2	7.6×10^{-15}	14.12
NH_2OH(羟氨)		9.1×10^{-9}	8.04
$NH_2CH_2CH_2NH_2$(乙二胺)	1	8.5×10^{-5}	4.07
	2	7.1×10^{-8}	7.15
CH_3NH_2(甲胺)		4.2×10^{-4}	3.38
$(CH_3)_2NH$(二甲胺)		1.2×10^{-4}	3.93
$(C_2H_5)_2NH$(二乙胺)		1.3×10^{-3}	2.89
$(HOC_2H_4)_3N$(三乙醇胺)		5.8×10^{-7}	6.24
$(CH_2)_6N_4$(六次甲基四胺)		1.4×10^{-9}	8.85
C_5H_5N(吡啶)		1.7×10^{-9}	8.77
$C_6H_5NH_2$(苯胺)		4.0×10^{-10}	9.40

附录三　标准电极电位(25℃)

半反应	E°(V)	半反应	E°(V)
$Li^++e^-\rightleftharpoons Li$	−3.045	$2H_2O+2e^-\rightleftharpoons H_2+2OH^-$	−0.828
$K^++Ke^-\rightleftharpoons K$	−2.924	$HSnO_2^-+H_2O+2e^-\rightleftharpoons Sn+3OH^-$	−0.79
$Ba^{2+}+2e^-\rightleftharpoons Ba$	−2.90	$Zn^{2+}+2e^-\rightleftharpoons Zn$	−0.763
$Sn^{2+}+2e^-\rightleftharpoons Sn$	−2.89	$Cr^{3+}+3e^-\rightleftharpoons Cr$	−0.74
$Ca^{2+}+2e^-\rightleftharpoons Ca$	−2.76	$AsO_4^{3-}+2H_2O+2e^-\rightleftharpoons AsO_2^-+4OH^-$	−0.71
$Na^++e^-\rightleftharpoons Na$	−2.711	$S+2e^-\rightleftharpoons S^{2-}$	−0.508
$Mg^{2+}+2e^-\rightleftharpoons Mg$	−2.375	$2CO_2+2H^++2e^-\rightleftharpoons H_2C_2O_4$	−0.49
$Al^{3+}+3e^-\rightleftharpoons Al$	−1.706	$Cr^{3+}+e^-\rightleftharpoons Cr^{2+}$	−0.41
$ZnO_2^{2-}+2H_2O+2e\rightleftharpoons Zn+4OH^-$	−1.216	$Fe^{2+}+2e^-\rightleftharpoons Fe$	−0.409
$Mn^{2+}+2e\rightleftharpoons Mn$	−1.18	$Cd^{2+}+2e^-\rightleftharpoons Cd$	−0.403
$Sn(OH)_6^{2-}+2e\rightleftharpoons HSnO_2^-+3OH^-+H_2O$	−0.96	$Cu_2O+H_2O+2e^-\rightleftharpoons 2Cu+2OH^-$	−0.361
$SO_4^{2-}+H_2O+2e^-\rightleftharpoons SO_3^{2-}+2OH^-$	−0.92	$Co^{2+}+2e^-\rightleftharpoons Co$	−0.28
$TiO_2+4H^++4e\rightleftharpoons Ti+2H_2O$	−0.89	$Ni^{2+}+2e^-\rightleftharpoons Ni$	−0.246

半反应	$E^{\circ}(V)$	半反应	$E^{\circ}(V)$
$AgI+e^-\rightleftharpoons Ag+I^-$	-0.15	$Hg_2^{2+}+2e^-\rightleftharpoons 2Hg$	0.796
$Sn^{2+}+2e^-\rightleftharpoons Sn$	-0.136	$Ag^++e^-\rightleftharpoons Ag$	0.799
$Pb^{2+}+2e^-\rightleftharpoons Pb$	-0.126	$Hg_2^{2+}+e^-\rightleftharpoons 2Hg$	0.851
$CrO_4^{2-}+4H_2O+3e^-\rightleftharpoons Cr(OH)_3 +5OH^-$	-0.12	$2Hg^{2+}+2e^-\rightleftharpoons Hg_2^{2+}$	0.907
$Ag_2S+2H^++2e^-\rightleftharpoons 2Ag+H_2S$	-0.036	$NO_3^-+3H^++2e^-\rightleftharpoons HNO_2+2H_2O$	0.94
$Fe^{3+}+3e^-\rightleftharpoons Fe$	-0.036	$NO_3^-+4H^++3e^-\rightleftharpoons NO+2H_2O$	0.96
$2H^++2e^-\rightleftharpoons H_2$	0.000	$HNO_2+H^++e^-\rightleftharpoons NO+H_2O$	0.99
$NO_3^-+H_2O+2e^-\rightleftharpoons NO_2^-+2OH^-$	0.01	$VO_2^++2H^++e^-\rightleftharpoons VO^{2+}+H_2O$	1.00
$TiO^{2+}+2H^++e^-\rightleftharpoons Ti^{3+}+H_2O$	0.10	$N_2O_4+4H^++4e^-\rightleftharpoons 2NO+2H_2O$	1.03
$S_4O_6^{2-}+2e^-\rightleftharpoons 2S_2O_3^{2-}$	0.09	$Br_2+2e^-\rightleftharpoons 2Br^-$	1.08
$AgBr+e^-\rightleftharpoons Ag+Br^-$	0.10	$IO_3^-+6H^++6e^-\rightleftharpoons I^-+3H_2O$	1.035
$S+2H^++2e^-\rightleftharpoons H_2S(水溶液)$	0.141	$IO_3^-+6H^++5e^-\rightleftharpoons 1/2I_2+3H_2O$	1.195
$Sn^{4+}+2e^-\rightleftharpoons Sn^{2+}$	0.15	$MnO_2+4H^++2e^-\rightleftharpoons Mn^{2+}+2H_2O$	1.23
$Cu^{2+}+e^-\rightleftharpoons Cu^+$	0.158	$O_2+4H^++4e^-\rightleftharpoons 2H_2O$	1.23
$BiOCl+2H^++3e^-\rightleftharpoons Bi+Cl^-+H_2O$	0.158	$Au^{3+}+2e^-\rightleftharpoons Au^+$	1.29
$SO_4^{2-}+4H^++2e^-\rightleftharpoons H_2SO_3+H_2O$	0.20	$Cr_2O_7^{2+}+14H^++6e^-\rightleftharpoons 2Cr^3+7H_2O$	1.33
$AgCl+e^-\rightleftharpoons Ag+Cl^-$	0.22	$Cl_2+2e^-\rightleftharpoons 2Cl^-$	1.358
$IO_3^-+3H_2O+6e^-\rightleftharpoons I^-+6OH^-$	0.26	$BrO_3^-+6H^++6e^-\rightleftharpoons Br^-+3H_2O$	1.44
$Hg_2Cl_2+2e^-\rightleftharpoons 2Hg+2Cl^-$	0.282	$Ce^{4+}+e^-\rightleftharpoons Ce^{3+}$	1.448
$Cu^{2+}+2e^-\rightleftharpoons Cu$	0.340	$ClO_3^-+6H^++6e^-\rightleftharpoons Cl^-+3H_2O$	1.45
$VO^{2+}+2H^++e^-\rightleftharpoons V^{3+}+H_2O$	0.36	$PbO_2+4H^++2e^-\rightleftharpoons Pb^{2+}+2H_2O$	1.46
$Fe(CN)_6^{3+}+e^-\rightleftharpoons Fe(CN)_6^{4-}$	0.36	$MnO_4^-+8H^++5e^-\rightleftharpoons Mn^{2+}+4H_2O$	1.491
$2H_2SO_3+2H^++4e^-\rightleftharpoons S_2O_3^{2-}+3H_2O$	0.40	$Mn^{3+}+e^-\rightleftharpoons Mn^{2+}$	1.51
$Cu^++e^-\rightleftharpoons Cu$	0.522	$BrO_3^-+6H^++5e^-\rightleftharpoons 1/2Br_2+3H_2O$	1.52
$I_3^-+2e^-\rightleftharpoons 3I^-$	0.534	$HClO+H^++e^-\rightleftharpoons 1/2Cl_2+H_2O$	1.63
$I_2+2e^-\rightleftharpoons 2I^-$	0.535	$MnO_4^-+4H^++3e^-\rightleftharpoons MnO_2+2H_2O$	1.679
$IO_3^-+2H_2O+4e^-\rightleftharpoons IO^-+4OH^-$	0.56	$H_2O_2+2H^++2e^-\rightleftharpoons 2H_2O$	1.776
$MnO_4^-+e^-\rightleftharpoons MnO_4^{2-}$	0.56	$Co^{3+}+e^-\rightleftharpoons Co^{2+}$	1.842
$H_3AsO_4+2H^++2e^-\rightleftharpoons HAsO_2+2H_2O$	0.56	$S_2O_3^{2-}+2e^-\rightleftharpoons 2SO_4^{2-}$	2.00
$MnO_4^-+2H_2O+3e^-\rightleftharpoons MnO_2+4OH^-$	0.58	$O_3+2H^++2e^-\rightleftharpoons O_2+H_2O$	2.07
$O_2+2H^++2e^-\rightleftharpoons H_2O_2$	0.682	$F_2+2e^-\rightleftharpoons 2F^-$	2.87
$Fe^{3+}+e^-\rightleftharpoons Fe^{2+}$	0.77		

附录四　难溶化合物溶度积常数(25℃)

难溶化合物	K_{sp}	pK_{sp}	难溶化合物	K_{sp}	pK_{sp}
AgCl	1.56×10^{-10}	9.81	CuI	1.1×10^{-12}	11.96
Ag_2S	1.6×10^{-49}	48.80	CuS	8.5×10^{-45}	44.07
AgI	1.5×10^{-16}	15.82	Hg_2Cl_2	2×10^{-18}	17.70
Ag_2CrO_4	9.0×10^{-12}	11.05	$Fe(OH)_3$	3.5×10^{-38}	37.46
AgSCN	4.9×10^{-13}	12.31	HgS	$4\times10^{-53}\sim2\times10^{-49}$	$52.40\sim48.70$
AgBr	4.1×10^{-13}	12.39	$Fe(OH)_2$	1.0×10^{-25}	15.0
$Al(OH)_3$	2×10^{-23}	31.70	FeS	3.7×10^{-19}	18.43
$BaCO_3$	8.1×10^{-9}	8.09	$MgNH_4PO_4$	2.5×10^{-13}	12.60
$BaCrO_4$	1.6×10^{-10}	9.80	$Mg(OH)_2$	1.8×10^{-11}	10.74
$BaSO_4$	8.7×10^{-11}	10.06	MnS	1.4×10^{-13}	14.85
$Bi(OH)_3$	4.0×10^{-31}	30.40	PbC_2O_4	2.74×10^{-11}	10.56
$CaC_2O_4\cdot H_2O$	1.78×10^{-9}	8.75	$PbCrO_4$	1.77×10^{-14}	13.75
$CaCO_3$	8.7×10^{-8}	3.06	$Pb(OH)_2$	1.2×10^{-15}	14.92
$CaSO_4$	2.45×10^{-9}	4.61	PbS	3.4×10^{-28}	27.47
CdS	3.6×10^{-28}	28.44	$Sn(OH)_2$	3×10^{-27}	26.52
$Cr(OH)_3$	5.4×10^{-31}	30.27	$Sn(OH)_4$	1×10^{-57}	57.0
CuBr	4.15×10^{-8}	7.83	$Zn(OH)_2$	1.2×10^{-17}	16.92
CuF_2	3.4×10^{-11}	10.47	ZnS	1.2×10^{-23}	22.92

附录五　不同纯度水的电阻率(25℃)

水的类型	电阻率(25℃)Ωcm
自来水	~1900
一次蒸馏水(玻璃)	$\sim3.5\times10^5$
二次蒸馏水(石英)	$\sim1.5\times10^6$
混合床离子交换水	$\sim1.25\times10^7$
28次蒸馏水(石英)	$\sim1.6\times10^7$
绝对水(理论上最大的电阻率)	1.83×10^7

附录六　常用化合物相对分子量表

化合物	相对分子质量	化合物	相对分子质量
AgBr	187.77	I_2	253.81
AgCl	143.32	$KAL(SO_4)_2 \cdot 12H_2O$	474.38
AgI	234.77	KBr	119.00
$AgNO_3$	169.87	$KBrO_3$	167.00
Al_2O_3	101.96	KCl	74.55
As_2O_3	197.82	$KClO_4$	138.55
$BaCl_2 \cdot 2H_2O$	244.27	KSCN	97.18
BaO	153.33	PbO_2	239.20
$Ba(OH)_2 \cdot 8H_2O$	315.47	$PbSO_4$	303.26
$BaSO_4$	233.39	ZnO	81.38
$CaCO_3$	100.09	$HC_2H_3O_2$（醋酸）	60.05
CaO	56.08	$H_2C_2O_4 \cdot 2H_2O$（草酸）	126.07
$Ca(OH)_2$	74.10	K_2CO_3	138.21
CO_2	44.01	K_2PtCl_6	486.00
CuO	79.55	K_2CrO_4	194.19
Cu_2O	143.09	$K_2Cr_2O_7$	294.18
$CuSO_4 \cdot 5H_2O$	249.68	KH_2PO_4	136.09
FeO	71.85	$KHSO_4$	136.16
Fe_2O_3	159.69	KI	166.00
$FeSO_4 \cdot 7H_2O$	278.01	KIO_3	214.00
$FeSO_4 \cdot (NH_4)_2SO_4 \cdot 6H_2O$	392.13	$KIO_3 \cdot HIO_3$	389.91
H_3BO_3	61.83	$KMnO_4$	158.03
HCl	36.46	KNO_2	85.10
$HClO_4$	100.47	KOH	56.11
HNO_3	63.02	$MgCO_3$	84.31
H_2O	18.015	$MgCl_2$	95.21
H_2O_2	34.02	$MgSO_4 \cdot 7H_2O$	246.47
H_3PO_4	98.00	$MgNH_4PO_4 \cdot 6H_2O$	245.41
H_2SO_4	98.07	MgO	40.30

化合物	相对分子质量	化合物	相对分子质量
$Mg(OH)_2$	58.32	$Na_2S_2O_3 \cdot 5H_2O$	248.17
$Mg_2P_2O_7$	222.55	NH_3	17.03
$Na_2B_4O_7 \cdot 10H_2O$	381.37	NH_4Cl	53.49
$NaBr$	102.91	NH_4OH	35.05
$NaCl$	58.44	$(NH_4)_3PO_4 \cdot 12MoO_3$	1876.35
Na_2CO_3	105.99	$(NH_4)_2SO_4$	132.13
$NaHCO_3$	84.01	$PbCrO_4$	323.19
$Na_2HPO_4 \cdot 12H_2O$	358.14	$KHC_4H_4O_6$(酒石酸氢钾)	188.18
$NaNO_2$	69.00	$KHC_8H_4O_4$(邻苯二甲酸氢钾)	204.22
Na_2O	61.98	$Na_2C_2O_4$(草酸钠)	134.00
$NaOH$	40.00	$NaC_7H_5O_2$(苯甲酸钠)	144.11
$Na_2S_2O_3$	158.10	$Na_3C_6H_5O_7 \cdot 2H_2O$(枸橼酸钠)	294.12

参 考 文 献

[1]郭爱民 . 卫生化学[M]. 第 6 版 . 北京:人民卫生出版社,2007

[2]杜晓燕 . 卫生化学实验[M]. 北京:人民卫生出版社,2007

[3]邹学贤 . 分析化学实验[M]. 北京:人民卫生出版社,2006

[4]和彦苓 . 实验室管理[M]. 北京:人民卫生出版社,2008

[5]武汉大学 . 分析化学实验[M]. 第 4 版 . 北京:高等教育出版社,2001

[6]中华人民共和国国家计量检定规程 . 可见分光光度计检定规程,JJG 178—1996

[7]中华人民共和国国家计量检定规程 . 原子吸收分光光度计检定规程,JJG 694—2009

[8]中华人民共和国国家计量检定规程 . 荧光分光光度计检定规程,JJG 537—2009

[9]中华人民共和国司法部 . 司法鉴定技术规范 . 血液中乙醇的测定:顶空气相色谱法,SF/Z JD 0107001—2010

[10]中华人民共和国卫生部 . 化妆品卫生规范,2007

[11]中华人民共和国国家标准 . 生活饮用水标准检验方法:金属指标,GB/T 5750.6—2006

[12]中华人民共和国国家标准 . 原料乳与乳制品中三聚氰胺检测方法,GB/T 22388—2008